台灣版的節氣生活指南

跟著24節氣好好過生活

依循台灣節氣、換衣、吃食，配合環境的變化，調整自己的情緒與天諧和共存。

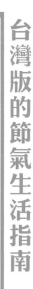

諮商心理師 楊惠雯 ◎ 著

文字整理 ◎ 吳珈綾

晨星出版

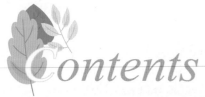

Contents

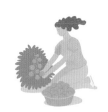

推薦序

「靠實」家中長大的寶貝之寶貝書

　　閱讀本書，有一種聆聽的閱讀感，不知不覺被吸引進去。充滿時空經驗，色澤與氣味，有趣的生活感受的飽滿，這奇妙的閱讀感，要怎麼形容呢？

　　身為作者 15 年的好友，透過文字，感受到她的陪伴，許多我們共同旅行的記憶，生動地彈跳出來：在十多次一起旅行美國期間，隨口都是生活智慧的惠雯，煮飯也能講出一篇好聽的由來。我生病期間，端來一碗好湯給我，蘊含中藥與五行的智慧；心情不好時，她隨口說個故事的慧黠；抬頭看星星，通過一座橋，要去哪裡玩，上知天文下通地理的萬能導遊 …… 這些被陪伴的點滴，就在閱讀時，再次湧現。 原來這麼濃厚的知識與情感資本，都在書本裡。

　　而閱讀經驗不只這樣，我幾乎在心靈之眼中看見童年生動的她，那個我尚未相遇的楊惠雯。我彷彿進入她的童年，很多話語（台語）、很多吃食、很多玩耍、很多民俗諺語的家族。 看天測溫度，看日出吹風，聆聽時節低語，依循節氣換衣吃食的家族。 我就這樣，隨著文字，被邀請去到那個台中的家，有老唱片、有陽光的

樓上房間，有阿爸阿公、有長輩們呵呵笑著，談笑風生的家庭。

這本書是從台灣「靠實」家庭傳承出來的寶貝書，閱讀本書，要慢下來，讓生活的滋味回到生活裡，讓生活回到天地間，讓步伐放入季節中，讓幾千年的傳統智慧，用輕盈而溫柔，有趣又多元的方式，回歸心靈的生活方式。

內容好豐盛，隨意翻書，就能邀請到很溫柔又風趣的作者Ranra 來到耳邊低語。又能增廣見聞，讀著就會想要去吃點什麼東西，推開門出去走走。或是，嗅聞一下生活的氣味；或是，靜下心來，依隨書中提供的冥想，享受一番。

和她一起研習靈性知識的我，很驚喜那些知識在這裡化為鹽巴成為生活的調味了。處處有靈性卻有著不著痕跡的溫婉。非常推薦書中的靜心與冥想，跟著做，不知不覺就會靜了下來，回到宇宙天地的懷抱。

書中還談到不同節氣隨著氣溫或濕度，人們心理的自然傾向，會想要外出，會想要窩起來，會樂於早起，會自然地隨著身體的韻律想要賴床。我們可以怎麼思考？可以在這個節氣怎麼舒展心靈？ 可以做些什麼事？曬曬棉被，去觀賞花草樹木，去吃點什麼水果 …… 老實說，很難想像，若不是老靈魂，怎麼這樣年輕的女子，有著如此的豪情與深邃，柔婉與細膩。

　　最後，借用書中的小諺語：「冬至靜，五穀豐」來為此序結尾。　每個人的身心靈是一個整體，我們的靈魂從悠遠的時空中，一次次來到這裡，受到大地四時的款待與餵養，成為「靠實」的人兒，來此相遇、相愛、成長、養育、傳承。　我們的往外展現，是否能「五穀豐」，有賴於我們內在的「冬至靜」，存好心、說好話、做好事，然後迎接很多的福氣，再傳遞出去給我們的孩子、我們所愛的朋友，山川和大地。　本書，是天地之人在其中悠遊與靜修的手冊與至寶。

王理書

親子作家，資深心靈工作者

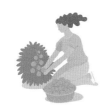

推薦序

在天地能量的流動中 享受生活

　　世界上各種文化對於人如何與天地合諧共存，都有代代相傳的獨特智慧。但是不論在哪裡，太陽週期總是關注焦點：當日出方位逐漸北偏，白晝一天天變長，溫暖的天氣讓萬物開始活躍。日出方位來到最北，盤桓兩三天之後又轉往南，萬物在極盛之中開始走向收斂、當日出方位來到最南方，標示著最長的夜晚，就在收斂達到極致時，一元復始的氣機也開始發動。

　　太陽週期直接影響地球的呼吸節奏，周而復始。古人對太陽週期的觀察、感受與應用，就是節氣。但是關於節氣的傳統說法，有些並不適用，一來是因為台灣與中原地區的物候差異甚大，二來也因為氣候變遷，雨量與溫度變化和古代不同，條件不同了，對節氣的敘述也需要根據新的觀察與體驗去做調整，才能與時俱進。

　　作者 Ranra 恰好是很適合做這項嘗試的人。身為有天賦的自然元素排列老師與身體風水調整諮詢師，對自然能量的感知力相當敏銳，本身具備充足的土元素與風元素，讓她毫無困難的接地氣，同時能將這些體驗轉化為文字或語言，以清楚易懂的方式表達出來。

在本書中，Ranra 本身俱足的土元素歷歷可見。簡單來說，土元素不做虛浮的事，具體務實。她用心收集關於節氣的台灣俗諺，反映本地物候與生活經驗，如「小雪小到」和「大雪大到」反映烏魚群在小雪前後來到台灣海峽，大雪時則是大量湧入；「六月六，仙草水米苔目」，道出了小暑過後盛行的傳統消暑聖品，有些俗諺是當今有些長輩依然會講的，感受格外親切。

土元素的另一項優勢就是高度發展的感官知覺，Ranra 把這個優勢充分發揮在對身體的覺察與鑑賞食物上（當然還有別的啦）。身體覺察的部分可以參考〈飲食與自我觀照〉單元，對食材的介紹看得出這不是一位簡單的吃貨，而是品味不凡的吃貨。行文風格流露著風元素的輕快流暢，一路如數家珍地介紹各地美好的季節景觀、色調與氣味，一邊提及各地特產，讓讀者感受到作者不是只做客觀事實的介紹，而是自己也樂在其中，讓閱讀成為一種放鬆與享受的經驗。歡迎大家跟隨 Ranra 的導覽，在季節變化中感受身體與環境能量的變化，享受這些體驗所帶來的樂趣。

張明薰

J&S 星象研究學院〝星象小提醒〞作者，講師

推薦序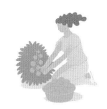

自我心靈省察之節氣生活指南

　　我從事節氣的教學、研究已有多年的歷史,常常因為一般大眾對節氣的無知而感到十分挫折。絕大多數的人對節氣的自然性質感到陌生,甚至也不知道節氣的日期是依陽曆而定的這個事實。過去少數以節氣為主的著作,忽略了節氣內容應以在地氣候及生態為基準,而將古代中國的節氣物候視為放諸四海皆準的節氣內容,因而造成了更多的誤會,也讓人質疑:黃河流域的節氣與我何干?

　　事實上,節氣是基於在地氣候及生態而發展出來的順天應時的生活態度,所以節氣無需尊古、無需依循傳統,而應觀察、記錄在地的當下,找出最能配合時令的生活方式。我們不應把黃河流域的節氣物候照單全收,而應該視 24 節氣為時間的座標,關注台灣的各種季節與生態變化,從中發展適用於現代台灣的節氣生活觀。

　　是以,本書的出版是令人欣喜的方向。作者依台灣的時令及天候設計適用於本地風土的節氣行事,兼顧身心靈的健康,堪稱 ── 節氣生活指南。

　　這一份節氣生活指南，不只告訴你當令應攝取的蔬果，也提供了中醫思維中與時令相關的補養知識，像是春養肝、夏養脾、秋養肺、冬養腎等順時養生的方針。作者又費心發想了配合時令的各種身體儀式，讓困於現代文明、遭受大量感官刺激的我們，藉由儀式來體察自己的內心，與內在對話。如果說過去的節氣著作多在觀察與配合外在的氣候與生態，本書開創的節氣新生活就是配合節氣時序而省察自我情緒的練習。不只是心靈與節氣韻律的合一，本書也關注應時生態中的美學，提示日常生活中可以閒賞的萬物情緻。

　　不管是想要認識節氣、認識生態或認識自我，有了本書的指引，就可以跟著 24 節氣好好的生活！

楊玉君

中正大學中文系教授

自序

跟著 24 節氣 好好生活

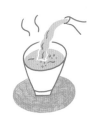

　　小時候我很喜歡把農民曆隨意拿來翻閱，上面會寫到節氣依陽曆編排，所以那時我對於節氣有些好奇，覺得節氣蘊含蠻多的智慧，我非常喜歡聽我的家人用臺語分享節氣俗諺，這些節氣觀察下來就好像星座，是一種天文地理觀察的統計學，但是它不只是這樣子；我是一個很喜歡把我所學的，無論是身心健康、靜心冥想，或是生活大小嘗試放進生活當中的人。2021 年 10 月，我突然有個直覺，想把節氣變成人們可以去觀察自己的生活，來支持自己的生活、生命或者是情緒心理的一個參考依據，這份神奇的生活觀察不能只有我享受，而有了節氣團體的帶領，對我來說，這些可以回到生活面向的工具是很重要的。

　　大部分的節氣書鋪陳主要以中國俚語或現象敘述，我想要這本書多一點跟台灣土地上發生的故事結合，讓這本書更台灣氣一點，至少底氣很台灣味，跟整個台灣的環境能夠結合。這些年因疫情的緣故，人們很少能夠出國旅行，所以開始在島內旅行，包含離島，我也覺得把台灣文化跟著節氣一起介紹給人們是很美好的。希冀本

書能像生活小密友一樣支持人們的生活，不是迷信因為什麼時節或外境一定會怎樣而已，而是真的有機會觀照自己的生活，看見在這段時間他們所需要注意的事情，讓自己的心情有點準備，讓自己在選擇食物的過程中較少食用到基改食品。尊重整個自然的循環去過生活並照顧自己的身體，因為我們的身體就是我們靈魂的聖殿，它讓我們可以在地球上做好多的事，照顧自己的身體是一件最基礎的生活小事。這些小事能有一本書來提醒是很重要的。

人們常說「天時地利人和」，在老天爺日月星辰移動間給的時間裡，運用該時、該地理、盛產產物的優勢，來支持自己內外在的和平安好，是老天爺賜與我們最有利又有力的禮物。隨著氣候與時代的演進許多智慧仍是歷久彌新的自然提醒。我希望透過結合台灣在地文化、物候來滋養生活與 24 節氣連結，並在現代人缺乏儀式感的生活中，建立支持探詢即時內在情緒力量；飲用對時食物的生活情緒。透過節氣，你會對於周遭所在生長的事物更有感覺，讓大自然活靈活現的與你每個月互動、融合。例如：冬天一過你就急著收大被子、厚衣服了嗎？你知道倒春寒是什麼時候嗎？春天後母心的天氣變化會到何時穩定點？早上觀察到什麼現象要帶雨具，都是節氣能告訴你的祕密喔！

楊惠雯 (Ranra)

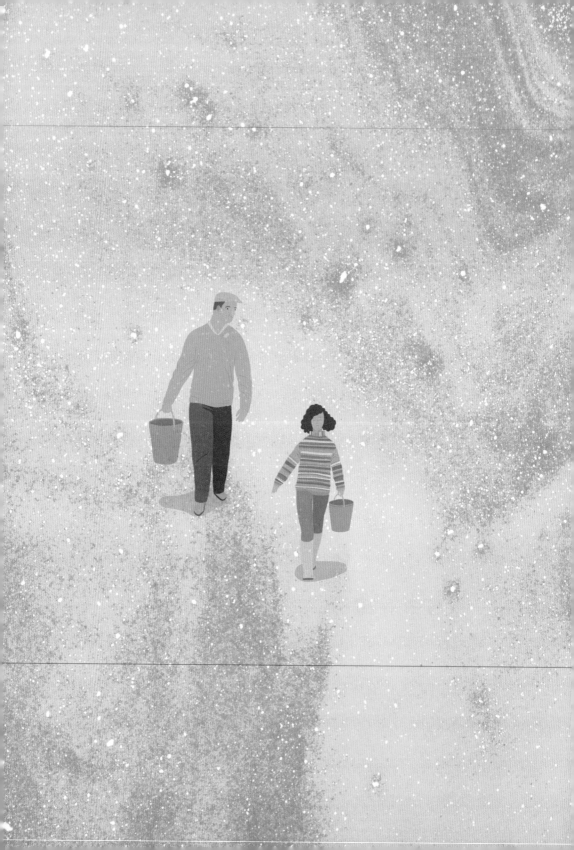

緣起

　　每天早起，看見太陽的那一刻，你會想到，太陽從宇宙發光溫暖地球嗎？早上呼吸進的新鮮空氣，不只是包含宇宙太陽輻射的溫度，也是帶來生命發芽的動力來源。我們處在地球的哪裡，地球 46 億年來，人類渺小如一粟。但是至今，我們的身心仍和地球同步呼吸著，涵蓋著萬事萬物的生息，跟著生命的傳承，帶來了古人的節氣智慧，這份智慧雖與當時發明的時代幾千年之遠，發明地在中國。雖節氣智慧的地候資訊似乎不見得完全適用台灣，然而至今某些資訊仍可作為台灣農事的參考指標。甚至，有一種恆古不變的與萬物同息韻律，以及生命脈動仍在跳動著，節氣與地球的變化，仍然更進一步與我們的生活、呼吸、身體、情緒變化，息息相關。

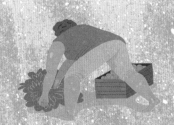

前言

　　24 節氣首次完整出現於漢代《淮南子‧天文訓》，其中部分名稱則已出現於先秦典籍中。24 節氣的來源與先民的物候觀察有很大的關係，每年的物候變化正是地球週年繞太陽公轉而成的，所以物候變化與太陽週年的運動是對應的，既是太陽和地球的運動，那麼節氣理當是陽曆／國曆的範疇。過去有不少人會認為物候變化就是節氣，因而跟隨陰曆／農曆而行，其實不然。

　　在地球的公轉與自轉中，由於地球自轉軸相對於公轉軸有 23.5 度的傾角，使得夏季正午時太陽仰角高度較高，冬季時較低，這也會影響一年四季的氣溫與季候。古代曆法學家為了讓先民們能知寒暑變化，以作為農事進展或作為生活起居的決策工具，於是做了這樣的設計：將每年冬至到次年冬至的一回歸年時間平分為十二等分，稱為中氣；再將二個中氣等分稱為節氣，這種節氣的制訂法就稱為「平氣法」。

　　由於地球繞太陽運行的軌道為橢圓形。離太陽較近時，地球公轉速度較快，較遠時則較慢，對當時制訂此曆法的中國陸地而言，地大物博，某些節氣無法反映當地真實的氣候狀況。太陽和地球每天不停地公轉和自轉，地球繞太陽的軌道通常被稱為黃道。於是

清代開始，另從春分點出發，作為 0 度計算，然後依照太陽在黃道上每運行 15 度，訂為一個節氣或中氣，現在的中氣和節氣統稱為「節氣」。

古人的智慧相當先進。當太陽垂直照射赤道，為「黃經零度」，即春分點。每前進 15 度，就是一個節氣，依序為清明、穀雨、立夏等。以此運行一週，最後又回到春分點，合 360 度，即為一個回歸年。而從漢朝時期將天文曆法發展成用干支來記錄每月劃分的中國陽曆 24 節氣，更在聯合國被視為非物質文化的珍貴遺產。

依照節氣的含意，24 節氣又可分為四類：

表示寒來暑往變化	立春、春分；立夏、夏至；立秋、秋分；立冬、冬至
象徵氣溫變化	小暑、大暑、處暑、小寒、大寒
反映降水量	雨水、穀雨、白露、寒露、霜降、小雪、大雪
反應物候現象或農事活動	驚蟄、清明、小滿、芒種

　　從第一類的名詞意義又可細說：

　　1. 立：表示「每個季節的開始」，「立春、立夏、立秋、立冬」合稱「四立」，從氣候感受來看，四立的當天，大部分還在上個季節，例如立春時，還是有冬天的冷冷感。

　　2. 至：表示「極、最」，「夏至、冬至」合稱為「二至」，夏至代表北半球白晝時間最長；冬至代表北半球夜晚時間最長。

　　3. 分：表示「平分」，「春分、秋分」合稱為「二分」，表示晝夜長短相等。

　　⊕24 節氣表：

編號	季節	節氣	農曆	國曆	摘要
1.	春季	立春	正月節	2 月 4/5 日	開始進入春天，萬物復甦。
2.		雨水	正月中	2 月 19/20 日	這時春風遍吹，天氣漸暖，冰雪溶化，空氣濕潤，雨水增多。
3.		驚蟄	二月節	3 月 5/6 日	天氣轉暖，春雷震響，蟄伏在泥土裏的各種冬眠動物醒過來。進入春耕。
4.		春分	二月中	3 月 20/21 日	南北兩半球晝夜相等。大部分地區越冬作物進入春季生長階段。
5.		清明	三月節	4 月 4/5 日	天氣晴朗溫暖，草木始發新枝芽，萬物開始生長，農民忙於春耕春種。人們在門口插上楊柳條，祭掃墳墓。
6.		穀雨	三月中	4 月 20/21 日	天氣暖，雨量增加，北方春作物播種的好季節，雨水滋潤大地。
7.	夏季	立夏	四月節	5 月 5/6 日	夏天開始，雨水增多，農作物生長漸旺，田間工作日益繁忙。

編號	季節	節氣	農曆	國曆	摘要
8.		小滿	四月中	5 月 21/22 日	大麥、冬小麥等夏收作物，已經結果、籽粒飽滿，但尚未成熟。
9.		芒種	五月節	6 月 5/6 日	小麥等有芒作物成熟，長江中下游地區將進入黃梅季節，連綿陰雨。
10.		夏至	五月中	6 月 21/22 日	陽光直射北回歸線，白天最長。從這一天起，進入炎熱季節。
11.		小暑	六月節	7 月 7/8 日	正值初伏前後，天氣尚未酷熱，農忙於夏秋作物。
12.		大暑	六月中	7 月 23/24 日	正值中伏前後，一年最炎熱時期，喜溫作物迅速生長。
13.	秋季	立秋	七月節	8 月 7/8 日	秋天開始，氣溫逐漸下降；中部地區早稻收割，晚稻開始移栽。
14.		處暑	七月中	8 月 23/24 日	氣候變涼的象徵，表示暑天終止，暑氣已經到了盡頭。
15.		白露	八月節	9 月 7/8 日	天氣轉涼，地面水氣結露。
16.		秋分	八月中	9 月 23/24 日	陽光直射赤道，晝夜相等。
17.		寒露	九月節	10 月 8/9 日	天氣轉涼，露水日多。
18.		霜降	九月中	10 月 23/24 日	天氣已冷，開始霜凍。
19.	冬季	立冬	十月節	11 月 7/8 日	冬季開始，作物收割之後要收藏。
20.		小雪	十月中	11 月 22/23 日	氣溫下降，黃河流域開始降雪。
21.		大雪	十一月節	12 月 7/8 日	黃河流域一帶漸有積雪；北方已是萬里冰封。
22.		冬至	十一月中	12 月 21/22 日	陽光直射南回歸線，北半球白晝最短，黑夜最長。
23.		小寒	十二月節	1 月 5/6 日	開始進入寒冷季節。冷氣積久而寒。
24.		大寒	十二月中	1 月 20/21 日	天氣冷到極點，是一年中最冷的時候。

春

———

立春、雨水
驚蟄、春分
清明、穀雨

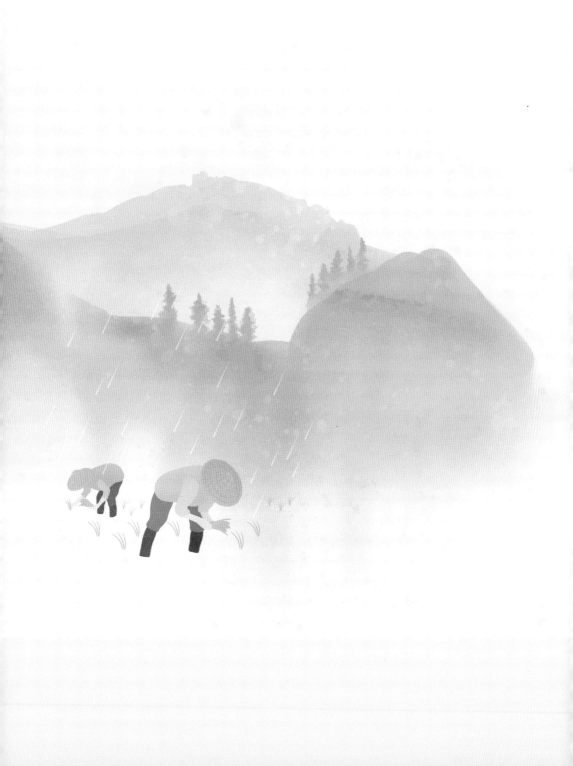

立春

Beginning Spring

節氣時令 1　立春（2月4、5日）
[開始進入春天，萬物復甦]

一二三四五六七，萬木生芽是今日。
遠天歸雁拂雲飛，近水游魚迸冰出。－【唐代】羅隱

節令作物小百科：
北部地區仍休耕或播種。【北部作物】有茄子、番茄、大
蔥、牛蒡、分蔥；【中部作物】有白芋、西瓜、胡瓜、甜
瓜、鵲豆、蕹菜、莧菜、茘瓜、肉豆、蔥；【南部作物】
有白芋、薑、越瓜、鵲豆、刁豆、萵苣、肉豆。

立春節氣作為 24 節氣之首，預示萬物萌發的季節來臨，春回大地的新氣象。古時候立春節氣這一天代表過年，故稱春節到，這項習俗延續幾千年之久，因立春節氣時間不固定，到清末，過年始被定為農曆正月初一。

台灣過年非常熱鬧，注重人情味，除了與親朋好友相聚，也會以山珍海味歡慶新的一年，台灣許多民眾也會趁此時賞花、春遊、前往廟宇祈福一整年的好運，或出國旅行散心，全家相聚的意義在此時為團聚，是家的意義。有時候親友一整年沒有碰面，工作忙碌無法好好坐下來聊天，此時歡喜相聚也能慰藉一整年。

人們根據立春的天氣，預期今年的收成。台灣的立春氣候大致上比中國溫暖，因此立春時，台灣中南部地區一期水稻已插秧。

習俗來由與意義

古代帝王在此節氣也會舉行一些象徵儀式。例如：率領百官步出東門迎接句芒神，翌日，由各官吏以五彩木棍打土牛，稱謂「打春」，打至欲藏腹中的小土牛現出，眾百姓便會撿取被打碎的土牛碎片，灑在自家農田，傳說可使農田保持豐收。

台灣於民國 53 年制定立春之日（通常為國曆二月四日）為農民

節。而在古代此時有許多有趣的節目，例如：在南北朝時，民眾將綵絹剪裁成燕子的形狀配戴在身上，象徵「春回大地」，另外在門戶上也會貼「宜春」二字。延至現代春聯也成為家家戶戶春節的重要慶祝儀式。

迎新春摸春牛、搶春牛，是很多廟宇的吉祥活動，通常人們會去廟宇邊摸春牛邊說一段吉祥話：「摸牛頭，子孫會出頭；摸牛嘴，大富貴；摸牛腳，傢伙吃未乾；摸牛尾，剩家貨；摸牛耳，吃佰二；摸牛卵，傢伙剩億萬；摸春牛，年年富。」意思是說春天的新開始，「一年之計在於春」，希望透過這些祝福，讓我的子孫、我的財富、家產、家裡的東西，都可以有富貴平安或出頭，所以它也象徵開啟新一年的慶祝。

台灣民間藝術家依照節氣特性，塑造出代表各節氣的形象供於廟宇中，即節氣神，而代表立春的形象即是一位衣冠楚楚的官員或是新中狀元，手持笏板，象徵一切新氣象、萬物生長之氣息。

立春，在台灣常出現哪些特別的諺語呢？

- 立春落雨透清明：立春當天若下雨，直到清明前都會多雨。
 春喜晴不喜雨，尤忌打雷。
- 立春打雷，十處豬欄九處空：表示六畜不安。
- 雷不打春，今年一定好年冬。
- 正月展春流：立春以後，潮汐海流會加大。

- 春天後母面：入春以後，氣候陰晴冷暖無常。
- 春霧（音ㄇㄥˊ）曝死鬼，夏霧做大水：春天降霧會放晴，
  夏天降霧會雨澇成災。

養生飲食 飲食與自我觀照
紅蘿蔔炒蛋當令最新鮮

　　春屬於木，對應於肝臟，開竅於目。立春蠻適合吃紅蘿蔔炒蛋，因為台灣通常在九月的時候播種紅蘿蔔，至少要 120 天左右收成。全世界都以為一年 365 天都有紅蘿蔔可以吃，事實上，天時地利人和，吃當季食物更重要，當令盛產，就代表真的是這個節氣適合的食材。未成熟的紅蘿蔔是會苦的，如果沒有達到足夠的天數，它不會真的這麼甜美、好吃。立春左右的紅蘿蔔剛好熟成、最鮮甜，因為經過冬天的保存期，就會有鮮美的滋味，這時候吃一點紅蘿蔔炒蛋也象徵春來到，以及和扎根的食物連結，因此這時食用紅蘿蔔炒蛋可以支持我們在春天養陽氣能量。吃完紅蘿蔔炒蛋後，身體會有溫暖感，紅蘿蔔的 β 胡蘿蔔素很多，具有抗氧化、免疫調節、護肝、保護眼睛、養顏美容的功效，而且紅蘿蔔含有維生素 A，脂溶性維生素，加點油能讓營養加倍。

　　立春，肝屬青色，所以看一些綠色植物也非常好。正如前面所說紅蘿蔔有維生素 A、β 胡蘿蔔素對眼睛很好，而且春天養肝，肝開竅於目，所以要養眼睛，而紅蘿蔔有「東方小人蔘」之稱！它

的纖維素含量很高，在春天可以協助代謝掉我們體內大腸的一些廢物，β 胡蘿蔔素，透過肝臟在體內轉成維生素 A，也可以抑制一些細胞病變。

肝管全身調節與運行，且日夜工作不休，有時候肝氣淤結影響脾胃的一些運行功能，消化功能就會變差，需要一些洩的能量；現代人的生活習慣日新月異，生活壓力大，肝病變的問題相對增加。

而《黃帝內經》提到肝主筋，所以只要調理我們的筋、筋膜，就可以修復肝，這是春天很重要的工作。

春天的「春」字，以日、木、屯組合，字形就很像是，草木的嫩芽，在太陽照顧之下草木萌發，春天來到，人是頂天立地的站在地面上，所以立春，「立」這個字，就是頂天立地的在地面上。

春天就是要讓我們的筋骨可以穩穩地站在地面上，然後受到太陽的照射，就像草木一樣，發出我們的嫩芽，是長大的那種感覺。所以在這個養肝的季節裡面，透過身體緩和式運動，讓我們的筋可以有伸展、拉伸、拉提，因此做一些春季瑜伽，或者是做伸展運動，對身體非常重要，可以拉開我們身體所需要的部分。配合清淡飲食，然後伸展筋膜、肌肉、四肢，促進整個身體的代謝循環。

立春當令盛產蔬菜，在台灣北部、中部跟南部都分別有不同的大蔥、分蔥和蔥仔等不同的蔥產出，或豆類產出，或刺瓜、大黃瓜。此節氣著重養肝明目，蔥適量食用為佳。台東原生植物園產馬齒莧，吃起來會滑滑的，有清心火，散肺熱，排毒功效，走血分，又走皮膚，內外兼治；而吃素者熟悉的香椿，也差不多在立春左右

產出，能幫助排除肝氣淤積。還有前面提到的紅蘿蔔炒蛋都是當令立春時節飲食，其他像草莓、葡萄，其實也含有蠻多的胡蘿蔔素可以轉化成維生素 A，有養肝明目功效，因為草莓裡面有膳食纖維跟果膠，葡萄也有豐富的花青素跟維生素 A、B、C，能夠保護肝臟，減輕下半身的浮腫。在立春的時候很適合多拍膽經，多泡腳、按摩腳底等。

　　青色食物是春天產的各種綠色蔬菜，包含菇類也很適合。整個春天都與肝的運行有關，主要在幫助肝臟陽氣升發。中醫師常常提醒立春可以多吃一些發芽的種子或小米粥，可以讓小朋友在這時候有成長、生長的助力。

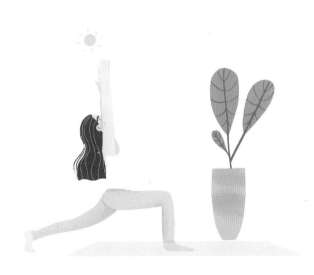

自我觀照

飲食與自我觀照

梳髮排氣，穩定情緒

百花齊放，春天很賞心悅目，讓人一眼望去，心情就跟綻放，但我們常說「春日天，娃娃面」，形容春天的溫度就像小朋友的情緒一樣，一下破涕而笑、一下子哭，然後一下冷、一下熱，這是對春天氣候的形容，而我們的情緒也像天氣一樣多變，春天的自我觀照以內在的怒與情緒的變化為主，因為立春走木元素，與肝有關，對應怒的情緒，所以容易因春天陽氣升發而有「春發」的情緒與抑鬱的春天常態。

有些人會皮膚搔癢，可以喝桑葉茶，我朋友在南投山上種花茶，立春一過只要雨水一多，桑葉幾乎收不完，如果喉嚨容易乾、痛、癢，喝春天的萬壽菊茶也非常棒；或心神不寧、多煩惱的人可以喝一些茉莉花茶，能讓自己的心思比較穩定。春天呼吸新鮮空氣可以養出好皮膚，刺激肺經。

要打破情緒的效應，不妨從立春開始建立一些好習慣，可以為一整年帶來很大的轉運。趁著春天陽氣開始慢慢萌發，可以把冬天存放好久的東西拿出來好好的打掃一下，好好的曬曬太陽，包含內在肝儲存的脂肪能量，用盡廢退，也需要被整理一下，重新有一個

新的開始、新的變化。

　　建議可以每天幫自己梳理頭髮。逆著梳頭，把它往下梳，沿著我們的後頸往耳朵方向、往前面額頭的方向逆梳，然後再從前額往後輕鬆地順梳，甚至梳到脖子後方，梳整個頭。春天梳頭能針對膀胱經、膽經、督脈排除頭部的廢氣，我們要把冬天儲存在身體裡面的廢物及寒氣排掉，開啟每一天的梳髮排毒，因為頭部有很多身體共振的點，能幫我們把毒素清理掉。從立春開始連續二十一天這樣的逆梳和順梳，就能幫助身心排毒。

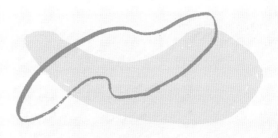

雨水

The Rain Water

節氣時令 2　雨水（2 月 19、20 日）
[雨水連綿是豐年]

好雨知時節，當春乃發生，
隨風潛入夜，潤物細無聲。

節令作物小百科：

【北部作物】有米豆、絲瓜、烏豆、辣椒、韭菜、花生、萵苣、石刁、白豆、紫蘇、玉蜀黍；【中部作物】有番茄、白豆、絲瓜、紫蘇、烏豆、花生、胡瓜、甜瓜；【南部作物】有茭白筍、蓮藕、絲瓜、紫蘇、石刁、花生、菜瓜。

雨水落下的清新，一掃冬日的乾冷，讓人重新呼吸到春天的味道。夜晚聽雨聲入睡，聽風聲入眠，聽潤澤大地的靜謐與寧靜，是一年初始的春天很棒的開展與享受。偶爾在雨中行走時，不妨感謝滴落的寧靜雨聲，感謝下雨的天空潔淨了街道與空氣，讓雨帶來的滋潤細細地回到心中。

太陽過黃經 330 度為「雨水」。立春之後東風解凍、雪水溶化，此時農民開始耕種、最期盼有雨水之時。春回大地，春雨綿綿，春風好像是溫暖的手，拂去寒冬的蕭條。台灣中南部地區在雨水節氣大部分天氣晴朗，倒是北部地區受東北季風的影響，降雨機率增多，比較有「春雨綿綿」的感覺。

習俗來由與意義

台灣雨水前後的民間節日為元宵節，農曆正月十五，又稱上元節或小過年，是整個春節活動最後的高潮。除了祭祀神明祖先、熱鬧猜燈謎外，台南縣鹽水鎮的居民過元宵為燃放蜂炮。蜂炮起源，乃清代鹽水地區曾流行瘟疫，災後居民於元宵燃放蜂炮驅邪逐瘟，久而久之，每年元宵夜，鹽水鎮上火光迸射，炮聲震耳。而台東的炸寒單、北天燈、南蜂炮並稱全台最具特色三大元宵節習俗。

> 雨水，在台灣常出現哪些特別的諺語呢？

- 雨水連綿是豐年，農夫不用力耕田：雨水日下雨，預兆年成豐收。
- 春寒雨若泉，冬寒雨四散：春天氣溫低則多雨，冬天氣溫低雨反而少。
- 雨打元宵燈，日曝清明前：元宵當日下雨，清明前會缺雨。

養生飲食

飲食與自我觀照

雨水養生重養「肺」

　　元宵，就是我們說的上元節，過年一直吃的糖果、餅乾、食物，可能都還沒吃完，很容易囤積這類的脂肪能量，其實春天的能量很需要讓很多舊的東西離開。此時太陽星座也正走入雙魚座，正所謂人人心中都有個雙魚座，有的人會說雙魚座很浪漫、愛幻想。而此時很需要很多人聚在一起，歡樂度過元宵節，你心情越愉快，越不容易走入雙魚的多愁善感裡，這就是上元節帶給我們的天官賜福，結果孟姜女在那邊哭倒長城，天官早就被嚇跑了。因為立春過了，新的一年已經開始。冬至吃湯圓的日子之後，下一個吃湯圓的日子就是元宵，你就要問自己：「今年我有什麼東西蠢蠢欲動？」

　　如果身體是比較寒、比較濕，身體會比較容易痠痛，或身體的某些分泌物較多，或者四肢容易冰冷，這個時候我們就得自我觀察：「是不是一直在擔心、擔憂某些事情？」在雨水的這個時間點，脾和胃主思慮，容易想很多、做很少。春天就是一個萌芽的時間點，所以每個東西都去試試，這是春天非常重要的一個行動力。如果擔心自己行動不夠、不足，你可以含個生薑、食用小茴香，暖暖自己的身。尤其身體關節處的保暖很重要，只要關節處保暖起來，我們的心也會跟著溫暖起來，胃也會溫暖起來，這會讓我們開始有一些「我想要發芽」、「那我要往哪邊去呢」，產生一種被保護後的安全感。

　　雨水的創意料理是花椒，花椒其實有一點像胡椒一樣，也是外殼有點硬硬的，可以磨碎，然後灑在任何你想吃的東西上，不管是水餃，還是甜品。台東也有人把花椒放進甜品裡，因為花椒其實帶點麻的氣味，它不會讓你覺得辣，但能幫你把濕氣排出來，讓你輕微冒一點汗。睡不好的人，也可以用乾龍眼泡熱水，在睡前喝一小口，有助眠效果。

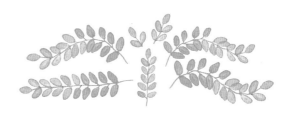

自我觀照　　　　　　　　飲食與自我觀照

雨水後新芽，冒出新計畫

　　從冬天的少雨，走到雨水節氣，雨水量增多，氣溫回暖，天氣轉而開始下雨。剛好春天對應肝，可能會引起一些情緒煩躁。過去我們很多時候覺得：「這場雨讓我的整個計畫泡湯了！」覺得是雨水影響了我們的心情，其實是雨水在滋潤著我們。

　　不妨順著節氣的流動，讓雨水帶來洗滌，也帶來新的創造與新芽。雨水時節，容易想很多、做很少，春天是一個萌芽的時間，所以每個東西都去試試，這是春天非常重要的一個行動力。也許舊的一年有很多理由讓我們難以施展，但我們仍得為自己負責：「我可以用什麼創意在這一年活出我自己呢？」、「如果我不能夠展現我的身材，那我要展現什麼呢？一定有除了身材以外，可以展現的東西吧！」、「我總不能一直說自己有多老，而不講講自己長得有多可愛吧？」雨水這個時節有很多新的可能性可以創造，所以，有沒有什麼新的你正在萌芽？今年我們要重新開始，你得重新出發決定你是誰？

　　雨後空氣總是特別的清新，心跟著呼吸進來的新鮮空氣可以靜

下來，這個能量是非常清新乾淨的。當雨水降下來，我們就像小樹苗一樣，會往陽光的方向走去。一個新的開始，一個新的不同的練習，或新的不同的習慣。以前我們所做的事情有哪些你還想讓它再繼續萌芽的？在那個位置上你可能角色不一樣了，可是那個位置帶給了你能量、滋養，你可不可以用不同的角色去長出芽來呢？雨水這個時節很適合去做植物嫁接，嫁接就是把一個水果加上另外的水果，同理，你也可以把舊的 idea 變成新的點子、新的芽，冒出來成為不同的創意。

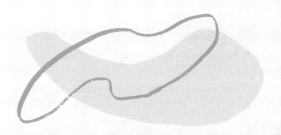

下雨天，允許自己，只是看著外面的雨，只是放輕鬆給自己溫一杯花茶，或是一杯龍眼茶，放鬆下來，好好享受片刻。給自己 10 分鐘的時間，好好的靜下來，就是看著雨落下。雨水時節可能會為你帶來一些情緒波動，可能是自我還沒整理好，情緒的汪洋，是一片非常廣闊的海，在海洋裡，有各式各樣的議題，可能飄著些什麼，就讓它像看電影一樣飄過去、飄過來，然後不要涉入其中，用最放鬆的姿態去看見就好。

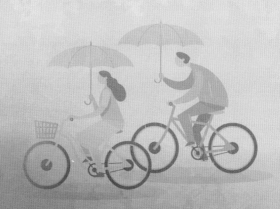

驚蟄

The Waking of Insects

節氣時令 3　　驚蟄（3 月 5、6 日）
[春雷初響，春耕不歇]

微雨眾卉新，一雷驚蟄始。
田家幾日閒，耕種從此起。－【唐代】韋應物

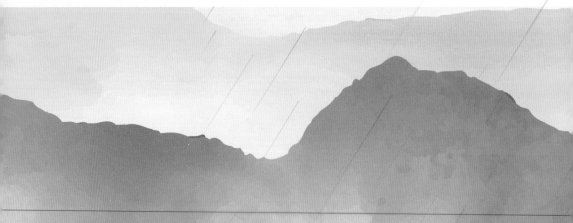

節令作物小百科：
【北部作物】有胡瓜、西瓜、甜瓜、白芋、筊白筍、薑、落花生，【中部作物】有薑、刁豆、菜豆、筊白筍、落花生，【南部作物】為烏豆、菜豆、筊白筍、落花生。苜蓿芽、豆苗、綠豆芽、黃豆芽，適合素食者的香椿葉和香草植物。

　　太陽過黃經 345 度為驚蟄，象徵春雷初響，萬物萌發。冬十一月後，氣候進入酷寒嚴冬、草木枯死，所有的昆蟲小動物紛紛躲進土裏或藏在石縫中蟄伏。直到三月，大地閃電、雷聲轟轟、所有正在冬眠的昆蟲、被春雷驚醒，紛紛從土縫裏爬出來，故此節氣稱為「驚蟄」。

　　以現代觀點來看，除了務農之家，驚蟄具有預備農事工作的意義，那對一般人的意義呢？或許，理解人在面對舒適的節氣之餘，能否有辦法面對不讓人適應的害蟲或病菌吧！疫情時代下，人們或許可以更注意消毒、清潔環境、健康身心，有時候學習適應大自然的變化，因應四時，單純照顧自己、居住空間，健康你的身體、珍惜身邊的人，或許也是一種可以培養的自我之愛和愛人的能力，也是節氣所隱含要告訴我們的學習智慧。

　　台灣中北部地區在驚蟄前後為水稻插秧盛期。驚蟄前因太平洋高壓而打雷，使中南部地區雨水連綿，反而容易使鹽田的鹽沒辦法好好被曝曬，鹽無法收乾。

習俗來由與意義

　　古時驚蟄當日，人們會手持清香、艾草熏家中四角，以香味驅

趕蛇、蟲、蚊、鼠和霉味。久而久之，漸漸演變成不順心者拍打對頭人和驅趕霉運的習慣，亦即「打小人」的前身。所以每年驚蟄香港便會出現一個有趣的場景：婦人一邊用木拖鞋拍打紙公仔，一邊口中念念有詞地說：「打你個小人頭，打到你有氣渾身抖，打到你食親野都嘔。」的打小人咒語。

古人還有兩項具衛生意義的習俗，一是聽到第一聲春雷響，要趕緊將衣服抖一抖，俗信這樣可以經年不受蝨子跳蚤侵襲；一是驚蟄日要取石灰灑在門限外，如此可以使蟲蟻整年不敢上門。

此時民間節慶為農曆二月初二土地公生，土地公是從古代「社」神演變而來。台灣的工商界將土地神（福德正神）奉為財神，土地公生人們會吃「潤餅」，又稱「春餅」或「春捲」，以祈求「年年春」的意義。

驚蟄，在台灣常出現哪些特別的諺語呢？

- 驚蟄聞雷米似泥：驚蟄日打雷，寓意風調雨順，稻穀豐收。
- 二月初二打雷，稻屋較重過秤鏈：此日打雷，代表將收成好。
- 驚蟄鳥仔曝翅：氣溫升高，土中蟄蟲出動，鳥兒停在樹枝上曬太陽。
- 未驚蟄打雷，會四十九日烏：如果在驚蟄之前打雷，就會連續下四十九天雨。

養生飲食 飲食與自我觀照

養「肝」為先，清淡飲食

驚蟄走到東太陽的能量，冬眠的蟲或生物因春雷作響而醒來。南方溼氣越來越重，太陽輻射也很強。上下對流旺盛導致雷電聲音非常明顯。冬天轉春天，鳥會停在樹枝上曬太陽、曬翅膀。驚蟄聞雷雨，代表今年豐收。若驚蟄那天沒有雷，這時候水稻插秧就會缺水。農夫必須看老天爺的臉色工作，有沒有雷，意味著是不是滋潤的一年。

驚蟄時節萬物甦醒，各種蟲類復甦，也會帶來一些病菌或是花粉。此時陽氣生發，乍暖還寒最應保暖，應根據天氣變化適度增減衣物。老年人和其他抵抗能力較弱的人群，須謹防呼吸道疾病、心腦血管疾病的發生。

你會聞到在雨水中或土壤裡的溼溼氣息，小時候有首兒歌〈布穀鳥〉：「布穀布穀，快快布穀。」大杜鵑就是布穀鳥，像鴿子、斑鳩的混合，催促著人們布滿穀物，驚蟄時，你會感覺很多植物在這時候發芽。另一首歌是〈蝸牛與黃鸝鳥〉，唱著被驚蟄春雷驚醒的蝸牛，爬得很慢，要爬好久才會爬上枝頭。

春天是適合養肝或陽氣的時節，春天和肝有關的顏色是青色，芽菜類或是葉菜類適合養肝、梳理肝，春天天氣溫暖又溼，容易讓人煩躁，肝氣淤積，情緒很容易高低起伏，所以這時候非常重視呼吸和身心的排毒，提升腸胃的免疫力，注重清淡飲食。像是前面說

的新鮮綠色蔬菜能幫助我們創造好的腸胃道菌。

　　驚蟄宜補充水分，多喝水，食用多汁水果和生津潤燥的食物，如甘蔗、蓮藕、銀耳等。民間有驚蟄吃梨的習俗，因梨性寒味甘，可清熱養陰、利咽生津、潤肺止咳，且富含果酸、鐵質、維生素，特別適合這時節食用，脾胃虛寒的人不可過量食用。這時吃冰糖燉梨子，也是非常好的選項。

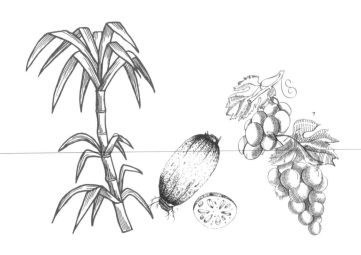

自我觀照

飲食與自我觀照

建立安全感很重要

　　驚蟄節氣，也意味病菌或花粉的來到，適逢驚蟄走大腸經，大腸經攸關皮膚，也是我們和別人接觸的媒介，我們跟外在的接觸，也反映了我們對自己的看法。在這個時節，若產生皮膚過敏症狀，在心理上可以試著問自己：「是否不太相信這個世界？」因為身體健康也和心理有關，對於別人怎麼形成「我」這個印象？或是我怎麼形成給別人的印象？這些信念與皮膚有關，而驚蟄春雷震，就提醒我們基礎自我安全感建立的重要。不妨建立一份新的安全感。重點是：「我是不是有勇氣敢於成為我自己。」

　　從心理學上來說，皮膚是我們和別人之間的接觸面，當我們給自己有足夠的空間，與他人皮膚碰觸時，我們就比較能夠有安全感，也才能在這種安全感之下有其他關係的締結。反之，如果我們急於討好別人時，我們就沒有辦法建立自己內在的先後順序、輕重緩急。驚蟄時我們的情緒高低起伏變化很大，有時候是因為我們太害怕，不知道如何找到他人與我之間的適當距離，我們很容易想要去掌控事情，所以如果你討好別人，每一次都先做了別人的事，你就會把自己很多的事情都變成待做的事項。

　　所以我們要回到自己的秩序感。春天百花齊放，沒有一朵花會覺得自己是全世界最美的，有這麼多不同的花的樣子，每一朵花都呈現自己的特色。所以當我們回到自己的秩序，我們就會知道，這就是我自己的樣子，我尊重自己的樣子，因此需要給自己足夠的空間，回到內在，重要的是自己要勇於找到自己，是驚蟄要震醒我們的內在意義。

　　↓ 養肝氣小撇步：每朝梳頭一、兩百下

　　春天著重養肝氣。肝主眼睛，當我們頭腦思緒很多，拿不定主意時，春天壓抑的肝氣會讓我們的眼睛無法放鬆，這也會讓整個臉部神經和線條非常緊繃。

　　在《黃帝內經》跟《養生論》指出，春三月，天地俱生，萬物已榮，夜臥早起，廣步於庭，披髮緩行以使至生。春氣是養生之道，陽氣正值生發，此時天地萬物都再一次萌發。晚上依時睡覺，太陽出來時早起，去散步，可以讓頭比較輕鬆舒緩。所以春天宜透過梳髮讓頭舒適且放鬆，讓臉舒服，不繃緊。

　　肝也代表未竟事宜，驚蟄時節雷震也會震出很多過去我們還未

能讓它們離開的情緒。所以這時也很適合進行肝臟的排毒，以促進新陳代謝的循環，可透過呼吸的方式排毒、伸展及穩定心緒，用四個四拍：吸吸吸吸吐吐吐吐。吐的方式就是很簡單的伸展，讓自己躺在床上什麼事都不做，呈大字形，就像瑜伽最後的大休息，把自己的雙手雙腳攤開來，讓自己自然地呼吸。

在每個呼吸之間，想像自己是這世界獨一無二的花朵，透過呼吸放空。像行光合作用一樣，在呼吸間放鬆自己的心血管，然後讓呼吸為自己的身體提供更多的關心和愛來穩定心神。同時在這個呼吸、伸展之間，也讓皮膚的呼吸更放鬆。

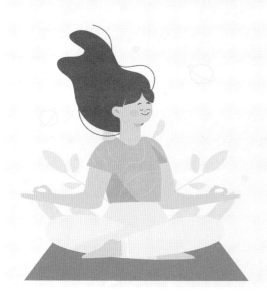

春分

The Spring Equinox

節氣時令 4　　春分（3月20日）
[春天過一半，晝夜平分]

野田黃雀自為群，山叟相過話舊聞。
夜半飯牛呼婦起，明朝種樹是春分。－【清代】宋琬

節令作物小百科：

【北部作物】有苦瓜、蕹菜、肉豆、田薯、薤菜、蓮藕、
水芋、山藥；【中部作物】有甘藷、田薯、薑、杏菜、水
芋、蔥、胡瓜、蓮藕、落花生、肉豆；【南部作物】有豆
薯、莧菜、落花生、莿瓜、肉豆。

春分通常是一個迎接喜悅、開心、活力的來源。春分的能量是什麼呢？今天早上起床的時候，第一個感覺就是「春眠不覺曉，處處聞啼鳥；夜來風雨聲，花落知多少？」聽來有些惆悵，詩人總是多愁善感、有感而發的時候寫詩。春分時節氣候變化大，氣溫不穩定，外出須增添衣物。

春分是白天與夜晚對分的時節，對於日光的變化，或許有人會很敏銳，發現過了雨水，春天的氣息更濃，實際在身體上能感受春天的輕盈，陽光灑落大地的賞味期限拉長，也代表白天可運用的時間變多了。春分在台灣也有許多夜間賞花的景點，夜間賞花比以前更受歡迎，夜間賞花美學與白日賞花樂趣，各有特色，適合各族群。有些品酒族，或許會人手一瓶 24 節氣的春分啤酒，以台灣青梅製酒，香檳酵母發酵麥汁，向春分的月光致敬。

習俗來由與意義

春分民間習俗為「豎蛋」。世界各地有數千萬人玩「豎蛋」遊戲。而這項中國習俗如何成為「世界遊戲」目前尚難考證。不過這個玩法簡單易行而且有趣：選一個光滑勻稱、剛生下四、五天的新鮮雞蛋，在一張平坦的桌子，輕手輕腳地把它豎起來。無論失敗或

成功，過程都帶有些許樂趣，成為許多親子遊戲、朋友聚會可以玩的一種節氣習俗。因此春分成了豎蛋遊戲的最佳時光，故有「春分到，蛋兒俏」的說法。春分前後的民俗節日為農曆二月十九日觀世音菩薩誕辰，每逢誕辰，信徒多茹素齋，前往各觀音寺廟祭拜。

春分，在台灣常出現哪些特別的諺語呢？

- 春分，日暝對分：春分日晝夜各為十二小時。
- 春分落雨落到清明：春分多雨。
- 春分前好布田，春分後好種豆：雨水滋潤秧苗，台灣北部在春分前農忙插秧，南部會更早；春分後很適合開始種植豆類。
- 春分有雨病人稀，五穀稻作處處宜：春分時如果下雨，農作也會因為有雨水的滋潤，更容易生長萌發。有雨滋潤的春分讓糧食充足，更少人挨餓。
- 二八月亂穿衣：農曆二月、八月，氣候冷熱變化多端，故有亂穿衣現象。若知道天氣變化無常，便能提前增添衣物，此時適合洋蔥式搭配衣服，以因應「春天後母面」的變化天氣。

養生飲食 　　　　　　　　　飲食與自我觀照

養好肝脾，食用薑蒜排濕

　　春分有時會有陽氣瘀住的感覺，氣瘀時，也會有倒春寒的現象，倒春寒其實會讓陽氣發不出來，當身體裡有些寒氣時，偶爾會讓人有心寒的感受。簡單來說，這種心寒就是一些瘀住的情緒，會讓我們陽氣發不出來，容易從春分持續到小滿瘀積著，導致身體出現一些症狀。例如很疲倦卻又睡不著的狀況，就像身體發炎，身體內夯夯的感覺，這時清理內在就很重要，要將它釋放出來，不用刻意把它壓抑回去。

　　如果有需要，從春分到小滿都可以這麼做。含一點薑，幫助自己把一些心寒的感覺，或是一些瘀塞的感覺，或者是一些憤怒的情緒清除。這時節的薑不會讓你太上火，反而會把一些身體裡面的寒氣、水氣逼出。但老薑氣會更瘀，因為薑還是老的辣，所以春天時就吃一些生薑、嫩薑，或是曬乾過的黑糖薑片也都有幫助。

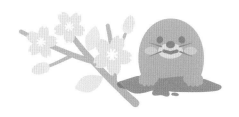

　　特別有些人會覺得心頭比較瘀，因為肝火的能量會響到火元素，卡住的話心也就沒辦法流動，你可以一邊泡水，一邊餵養它，可以幫助身體加速循環代謝。但要注意薑糖如果糖太多就不太適合，畢竟不是百分百天然，糖也容易引起發炎症狀，建議若要服用黑糖薑片，還是看得到薑的那種比較好。當你咬一咬薑片，它便會化為無形的身體熱氣，也會把身體瘀氣化為無形。這樣的東西咬一咬，咬碎了吞下去就沒事了。或是做魚湯，加一點薑，薑的分量，通常剛剛好就是我們身體需要的能量，讓瘀滯感覺出來就好，然後將那碗湯全部喝下。

　　春分有一種倒春寒的感覺，你會發現春天的早晚有一點涼，春天的穿著不是只有洋蔥式，春天的穿著是上半身要夠暖，特別是脖子或者是胳肢窩的部分要多注意保暖。下半身可以穿少一點點，因為這個節氣，我們的下半身會需要排濕，濕氣會和腎，即水元素有關係，很適合食用薑、蒜，或是辣椒，可以讓倒春寒的寒冷從身體裡排除。春天也不要吃太生冷的食物，要讓自己多食用開始盛產的養肝護肝的食物，像是綠葉、蔬菜、海菜類，如：莧菜、胡瓜、菠菜、海帶、紅鳳菜、肉豆、豆薯，喝明日葉、決明子茶等。

飲食與自我觀照

自我觀照 ↓

與自己的內在冬天斷捨離

相較冬天，春分時，晝夜等分，白天活動時間拉長。多雨讓心情仍有起伏，加上春風暖流使溫度漸漸回溫，之前所有的苦澀、感覺，都繞在心裡，這時也回溫浮出，藏不住了，無法掩飾的痛苦，渴望這種感受也能被春風照撫。

春分時特別有「感覺」，是跟肝的能量有關，肝儲存著我們未消化完的故事。往前推是冬天脾胃能量還沒有整理好，走到春分，隨著白天活動時間拉長，許多感受與真實在你生命中的經驗與記憶就會一直提醒我們，敲門説：「嗨！我在這裡喔！」然後，「你看看我，你可以為我做些什麼？」、「你還在嗎？」、「你支持著我嗎？」。

我很喜歡〈藏不住〉這首歌的詞，很適合描述春分的惆悵受苦心情：「痛苦和快樂都藏不住，只能反反覆覆的糊塗，還沒有人保護……。」從雨水到春分，甚至是從冬至到春分，這段時間很適合斷捨離。這期間很多內在清理的徵狀會發生，如果你有情緒或身體不適，可能是你從冬至到現在，讓自己都太累了，或是沒有專注在

自己身上，然後這些情緒會在春分的時候浮現，這時就是我們可以和自己的內在好好相處的時候，好好愛自己的開始。春分的雨、暖流以及日照帶來的好事，讓所有的情緒浮上來，讓它們都可以好好被看見、被正視、被安撫。

它們是要讓我們有更多的創意，更多的可能性、開展更多的不同。這個月你可以問自己：「我有什麼創新的 idea？在這個月我要活得跟上個月的自己不太一樣？」否則後續會更苦，陷入逼死自己框框。陷入苦處，你將無法創造新東西。所謂新的不見得要很大的改變，比如說你原本穿著打扮都很女性，下個月就試著穿龐克、牛仔褲、皮褲出門，重點是，在這樣的創意下，你的想法會不會有什麼不一樣？做法會不會有點不同？就從一點點小小的習慣開始改變。上個月都吃中式，可不可以這個月開始改吃美式？或開始吃以前不敢吃的泰式？這些習慣有沒有辦法改變？

如果上一個週期的情感、情緒還停留，那麼春分更容易懶散下去。賴床的原因或許也是你得去自我觀照，好好看見你的內在糾結，探究自己在害怕、擔心、恐懼、不舒服什麼而賴床呢？面對春眠易覺曉，也是心靈覺醒的身體症狀，那樣比較不會有陰鬱的情

緒，就算有陰鬱情緒，也是很好的整理。

　　春分我們到底能否開始行動也很重要，去做自己真正想做的事。就算只是一個小小的自我宣告的行動：平常不吃辣的人，現在就很適合嘗試吃一點辣；或外出聚餐，十道菜裡有一道是你平常很想吃，就突然拉著大家一起分享，每個人吃一口，而不用自己獨享。這件事情對你來講很重要，因為春分的節氣能量，很適合讓自己的心情放開。

　　有些人會突然很莽撞而不自知，那是因為心中有很重要的目標，如果目標清楚明確，而沒在管別人，這不是故意目中無人。目中若常有他人根本無法執行目標，要關心 A、擔心 B，還要看著 C 有沒有在監督，這樣事情根本沒辦法讓你朝著目標前進，反而會讓肝的能量停滯，產生拖延凝滯的狀態。

　　肝火易上，可能就是因為肝的鬱結，所以你得主張自己的力量。肝臟功能不只在排毒，也貯存了很多尚未代謝完的養分。如果儲存過多的葡萄糖變成肝脂肪，所以重點是要怎麼讓它轉化成熱情和支持行動的動能。

　　春分太陽走進牡羊座，是一個跨越的春分時刻，要超越肝火的

限制，將肝火用在行動力上，它可以給我們衝勁，趁這一波的攻勢，我們可以檢視自己到底有沒有真的想要做的事？哪個東西能喚起我的熱情，不是別人覺得好的事情我才去做。跳一支廣場舞、土風舞或是火焰舞，管他是要穿一身全紅，去跳個佛朗明哥，也可以嗎？現在就去做你覺得你根本不敢做，但又覺得做起來應該蠻好玩會激發你熱情的事吧！

春分是一個新的開始，當我們被困住，就沒有辦法假裝自己已過得去。春分不需要把情緒整理完畢，但重點是要試著去表達一份真實，那份我在意的、我真實感受到的、我不舒服的、我喜歡的等等情緒，這些情緒是我們真實感受的東西，因為唯有真實感受才會讓我們身體的木元素、火元素、土元素活絡起來。

去感覺現有的陪伴是不是不如你想要，所以你才會想外求一個能陪伴你的人。你必須真實地看見只有自己能陪伴自己，而非向外尋求。特別是針對那些你在意的事情，你真正想要的，只有你自己能給自己。

春分最適合自我陪伴的方式是自由書寫，開頭句可以是：「天阿！我居然……」，書寫 15 分鐘後大聲念給自己聽，書寫時會用

到我們的手部動覺與視覺神經，當你練習寫下來後，實際唸出來又會不一樣，它啟動我們視覺神經、嘴的動覺神經和耳朵的聽覺神經。真的很過癮！我們大腦常常欺騙我們，以為是我們想的那樣苦澀，但有時寫完之後覺得很有感覺，唸完之後又有不同的感覺，將這些神經知覺啟動，可以讓我們有新的感知和感覺。

　　春分，與大自然接軌、與自己內在接軌，當你成為一片沃土，每一個不同的芽它會在你這一塊沃土裡長出它們自己的樣子，而不是要把每個芽長成像高麗菜、芫荽。每一個芽都會在沃土裡，你只需要讓自己成為一塊沃土，成為沃土就能滋養你自己，你才是這塊沃土。春分很重要的是，滋養你自己；成為你自己的沃土，給自己養份，先從去做你真正想做的一件事開始。

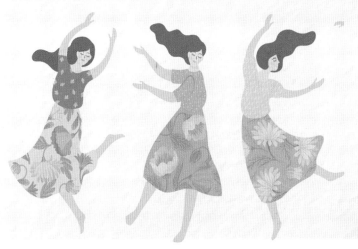

清明

The Pure Brightness

節氣時令 5　　清明（4月4或5日）
[天氣晴朗溫暖，草木始發新枝芽]

清明時節雨紛紛，路上行人欲斷魂。
借問酒家何處有？牧童遙指杏花村。－【唐代】杜牧

節令作物小百科：
【北部作物】有掛薯、荇菜、豆薯、莧菜、萵苣、筊白筍、落花生、甘薯；【中部作物】有萵苣、筊白筍、甘薯、鍋仔菜、大豆、黃麻；【南部作物】有烏豆、皇帝豆、芥菜、大豆、黃麻、白豆、筊白筍。

太陽過黃經 15 度，天氣漸漸回暖，春暖花開，花草樹木萌芽，大地一片氣清景明，《歲時百問》記載：「萬物生長此時，皆清潔而明淨，故謂之清明。」因此便以「清明」為節名。古諺云：「(農曆) 三月初，寒死少年家」、「清明穀雨，寒死老虎母」，此時的寒流讓人疏於防範，氣候不穩定，作物生長易受影響。

「清明」節也是民俗節氣的「節」。清明節四月五日掃墓，四月四日則慶祝兒童節。相連兩日，意義為慎終追遠的重要以及為下一代孩子開啟更好環境的未來，兩者同樣重要。除了習俗意義，人與自然的關係更可以被重新感知，周遭的自然空氣與我們的呼吸道息息相關，我們可以透過好好呼吸，讓自己的身體再次適應遠離冬天後的明淨空氣，感受自己的身體在春天開展，再次感受大地春暖花開的美好。

習俗來由與意義

古代清明這天，除了掃墓、踏青之外，古人還有摘取柳枝插在頭上的習俗。台灣居民多來自閩粵，清明掃墓習俗也被帶來台灣，不過台灣柳樹較少，通常改插榕樹枝，稱為「插青」。另外在中國清明習俗還有畫蛋、雕蛋、鬥雞、拔河、打鞦韆等民俗活動。

清明，在台灣常出現哪些特別的諺語呢？

- 清明風若從南起，預報田禾大有收：清明日吹南風主豐年，吹北風則歉收。
- 清明晴魚上高坪，清明雨魚埤下死：清明日晴則日後多雨水，當日雨反而會有旱災。
- 三月死魚鰡，六月風撲稻：農曆三月少雨，六月多風。
- 雨淋墓頭紙，日曝穀雨田：清明下雨，穀雨多半會放晴。
- 清明芋，穀雨薑：清明為適合種植芋頭、生薑的時候。
- 「清明前後，點瓜種豆」、「植樹造林，莫過清明」：清明一到，氣溫升高，雨量增多，正是春耕春種的大好時節。

養生飲食
護肝養胃

飲食與自我觀照

大家掃墓祭祖時，很多人會準備像艾草粿、紅龜粿、潤餅卷等，艾草也非常清熱解毒。話說，清明寒食節，是為了紀念介之推，介之推是一名忠臣，當時晉文公逼迫他來當官，最後發現介之推母子抱著槐樹被燒死，寧可被火燒也不願意當官。晉文公難過至極，便規定每年此時不得生火，一律吃冷食，稱為寒食節，以紀念

介之推。

對於寒食節，白居易〈寒食野望吟〉詩描寫道：「棠梨花映白楊樹，儘是死生別離處。冥冥重泉哭不聞，蕭蕭暮雨人歸去。」

清明很適合食用野菜，微苦可以養肝、排溼氣，清理掉一些悲傷或憂愁的情緒。台中人專屬的麻薏、苧麻葉子有一點點苦苦的，還有空心菜、水蓮也都有淨化排毒作用。這個時候讓自己吃簡單一點是不錯的選擇，例如楊桃、蓮霧、番茄、涼拌竹筍、石花凍。這時候也可以醃梅子，加入春茶就會有茶梅，吃一點酸的也可以代謝掉過多的思慮。

如果要清理肝氣鬱結，可用一些當令生機盎然的香草，很適合舒展心情，使用這些香草植物的方式，不管是用喝的，或用精油按摩來消融結締組織的老廢細胞，都可以排溼氣、梳理肝氣鬱結。

如果要排一些溼氣，有些人也會做小米粥、四神湯、綠豆小米粥或綠豆薏仁湯，因為薏仁能排水，能排掉一些身體的溼氣和水分，也能艾灸或用艾草水泡泡腳，身體就不會覺得溼溼重重的，這時節也不太適合讓自己吃太飽。

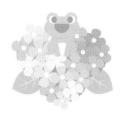

飲食與自我觀照

　　清明時節細雨綿綿能滋養春天新冒的初芽，氣候漸暖，但佳節偶爾捎來的陰雨讓情緒易感，加深思愁或失意感。此時走胃經跟思慮想太多有關。胃是我們的情緒處理中心，但我們感受到的悵然，真的是我的情緒、感覺嗎？

　　清明也容易肝氣旺盛，有些人可能會頭暈目眩、眼睛酸或口乾舌燥，而胃經也跟我們的鼻子嗅覺有關。鼻子是一個無法有選擇的器官，我們沒辦法選擇不呼吸，不管空氣品質如何都要吸進鼻腔時，我們就很容易因外在的人事物而波動，正如陰雨牽動相思那般。胃也代表我們內在平靜的源頭，此時內在的平靜容易受到他人的狀態、外在事件或他人的評價而有所牽動。

　　所以清明時，允許自己有自己的時間，能夠好好整理思慮的部分，再次回到我們的中心。對自己的事或別人的事，可以觀察自己，是帶著同情、可憐，還是真正的慈悲。

　　正如清明時節慎終追遠，虔誠祭祖時，也代表著我們真的很謹慎去思索行事。慎終追遠是要讓我們自己不要只記遺憾，是要我們理解逝者已矣，但來者可追，而來者就是我們自己。我們自己是否

能釋放那些不屬於我們的外來權威，回到自己內在的權威，要為自己做些什麼事，並為自己全然負責，這也是清明節氣的心理層次的提醒。

　　若要舒緩自己感受到的情緒或嗅覺的呼吸，在清明最簡單的方式，就是試著吸收大自然的能量，感受自然能量的生機，讓自己像草木發枝新芽般舒展開來，讓自己處在呼吸舒服、清爽的狀態，並融入清新的天地中，透過鼻子的嗅覺，將欣欣向榮的花草樹木能量帶入我們的身體。在你發現花時，當下有什麼樣美好的事物發生，曬曬太陽，幫助造血功能。肝主目，即眼睛，隨著春天的陽光和大自然氣的流動，滋養我們身體的氣，也為自我負責的底氣增強我們的健康免疫力。

　　當我們在生活中產生更多的自信，就會有較清新的感覺，告訴自己：我決定自己人生的方向並為自己做主。身體的溼氣可能是過去別人覺得你不好，所帶來的無力感，甚至是我們自己的自我推翻或自我設限。通常看見困難的時候很難去做、越想越困難。所以當你想很多的時候，可以輕輕的用中指輕敲太陽穴，以保持思慮的清

明，頭暈目眩的狀況也會較為緩和。

　　要覺察情緒是不是自己的，或自己的情緒是什麼，建議在每一次靜心時，觀察看看，外在事件如何影響我們的內在，而內在的瓶頸是如何被外在事件所影響。當我們常做這樣的觀想，就比較不會被他人左右，也能讓自己較有自信，並為自己負責。亦可採用太上老君《清靜經》的眼觀鼻、鼻觀心，心自清的觀想練習。

　　清明節氣，請向我們的內在頂禮，對自己說，我真的要做我心中最重要的自己。把自己看得重要，然後安心地回到內在權威，謝謝外在的指指點點，在我們還沒為自己作主時介入，現在我為自己全然負責。當你知道你要自己負責，以及核心的生命之流是什麼時，你就會很有動能，就會去行動。

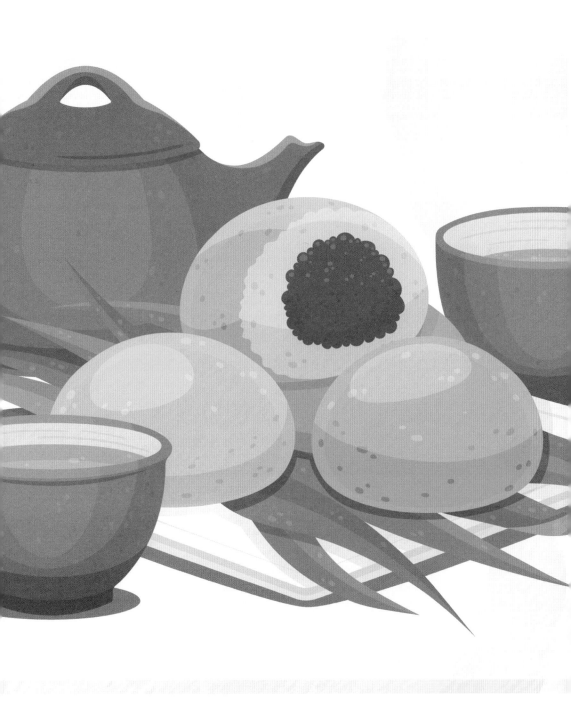

穀雨

The Grain Rain

節氣時令 6　　穀雨（4 月 20 日）
[雨水增多、利於穀物生長]

穀雨雪斷霜未斷，雜糧播種莫遲延，
家燕歸來淌頭水，苗圃枝接耕果園。

節令作物小百科：

【北部作物】有胡瓜、西瓜、蕹菜、大蔥、韭菜、白芋、
落花生、甘藷、菜瓜；【中部作物】有番椒、蔥、蕹菜、
大蔥、黃麻；【南部作物】有大蔥、豇豆、芥菜、蔥、蕹
菜、黃麻、菜豆筍。

　　穀雨，雨生百穀之意。穀雨，種子發芽，雨水帶來滋潤與滋養。穀雨時節，作伴花香：「一候牡丹、二候荼蘼、三候楝花。」

　　牡丹花有另一個浪漫詩意的名字叫「穀雨花」，在這時節盛開，是所有花卉中唯一一種以節氣命名的花。古代諺語：「穀雨三朝看牡丹」。古人宴賞牡丹會，牡丹花開，人們花下聚會，不是只有日本有，中國也有。很多詩人都在花會時產出許多詩詞。牡丹是一種富貴、圓滿，開出來的花非常艷麗，象徵著生命的繁華。王淇《春暮遊小園》一詩嘆：「開到荼蘼花事了，絲絲天棘出莓牆。」

　　對現代人來說，穀雨的另一種美感，是欣賞穀物被雨滋養的同時，感受雨水也在滋養大地，因為穀物的滋養、日光的映照也會回應到人的食物和身體。珍惜食物是因為看到穀物的生長被大地所支持，就像人們也是被這片土地滋養，看著臺東花東縱谷的金色山谷，品嘗台灣米的粒粒飽滿，日本米也好、外國米也好，但台灣米就是多了一份甜美的在地滋味。

　　穀雨是農民重要的節氣，此時台灣水稻幼穗形成，田間需要多些水量，因此穀雨的到來，便象徵著農民期盼多雨來滋養穀物。「清明田，穀雨豆」，意思是清明插秧完畢、穀雨時豆類播種結束。台灣北部地區的水稻插秧完成，南部為一期水稻抽穗且開花。

習俗來由與意義

穀雨有祭倉頡習俗，來自漢代以來流傳千年的民間故事。據《淮南子》記載：「昔者倉頡作書，而天雨粟，鬼夜哭。」相傳在四千多年前，因倉頡德才出眾，所以被黃帝任命為史官，先以結繩記事，隨著朝史之複雜，結繩已無法應付龐大需求。一日，看見獵人根據野獸足跡可以指出野獸動態，倉頡深受啟發：「一個足印代表一種事物！」隨後倉頡便跋山涉水，把看到的各種事物依類象形，按其特徵，創下文字。因倉頡製字有功，感動天帝，適逢天下值災荒，天帝便命天兵天將下了一場穀子雨，天下萬民因而得穀子填飽肚子。倉頡死後，人們把他安葬在他的家鄉，墓門刻了一副對聯：「雨粟當年感天帝，同文永世配橋陵。」人們把祭祀倉頡的日子定為下穀雨的那天，也就是現在的「穀雨節」。

有諺語云：「清明見芽，穀雨見茶」，此節氣喝穀雨茶。穀雨時節，氣候溫暖濕潤，小芽迅速長成鮮葉，是採茶製茶的大好時機，稱「穀雨茶」，又名「二春茶」。此時節溫度適中，雨量充沛，春芽葉質柔軟，一年之中所產茶葉以穀雨最滋鮮味濃，喝了可清火、辟邪、明目，南方有穀雨摘茶的習俗，這日人們去茶山摘一些新茶回來喝，以祈求健康。

在台灣有個俗諺：「立夏補老父，穀雨補老母。」穀雨是春季最後一個節氣，立夏是夏季第一個節氣，兩個節氣一前一後，剛好是農忙的日子，隨著天氣漸熱，農事體力消耗較大，農家已婚的女兒此時趁機回娘家為父母「進補」，穀雨可補豬腳、麵線，立夏則

以涼補，這兩個節氣相連整整一個月，對一些傳統農家來說也是「孝親月」。

穀雨，在台灣常出現哪些特別的諺語呢？

・穀雨寒死虎母：已過清明仍有低溫冷鋒過境，注意保暖。

・穀雨，鳥隻做母：形容鳥兒此時大量交配、繁殖。

・穀雨前三日無茶挽，穀雨後三日挽不及：春茶必須在穀雨開始摘採，太晚恐茶質不佳，此時茶農最為忙碌。

・穀雨前後好種薑：台東花蓮地區為種植生薑的好季節。

・一斗東風三斗水：此時颱風若為東風，此節氣將多雨。

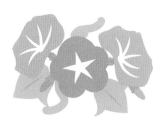

養生飲食 ↓　　　　　　　　　　　　　　飲食與自我觀照

去除肝火降血壓

　　穀雨作為春季的最後一個節氣，春夏交替之際最大的特點就是溫度上升，降雨增多，蚊蟲活躍，出門要注意防曬、下雨及蚊蟲叮咬。食香椿，俗語說「雨前香椿嫩如絲」，穀雨前後的香椿醇香爽口，營養價值高。香椿一般分為紫椿芽、綠椿芽，尤以紫椿芽最佳。鮮椿芽中含豐富的糖、蛋白質、脂肪、胡蘿蔔素和大量的維生素 C，香椿營養及藥用價值十分可觀，其葉、芽、根、皮和果實均可入藥。香椿具有提高機體免疫力、健胃、理氣、止瀉、潤膚、抗菌、消炎、殺蟲之功效。

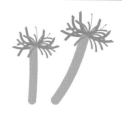

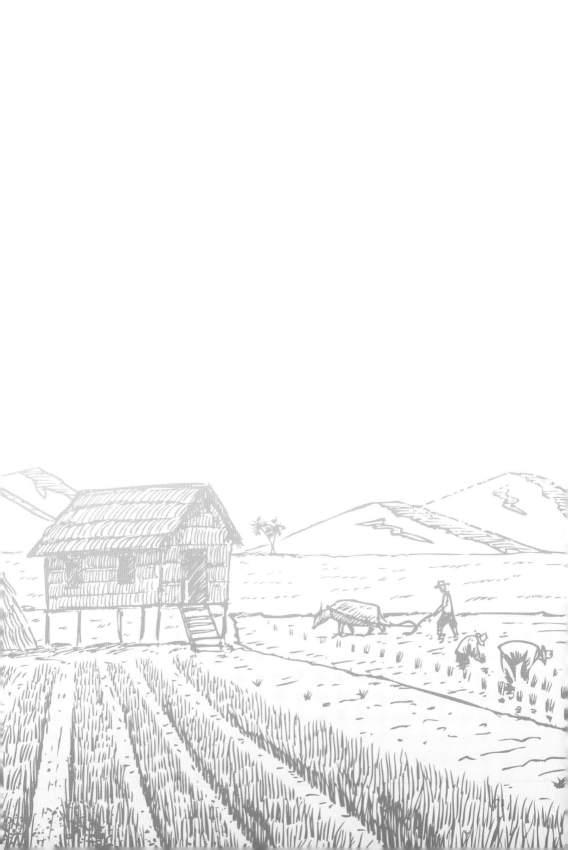

↓　　　　　　　　　　　　　飲食與自我觀照

有點桃花癲？你需要好習慣

　　春末雨增能滋潤大地迎接新生，但溼氣重，加上冷鋒偶爾過境，天氣早晚有異，出門濕漉漉，情緒易發悶。此時節百花齊放，相對花粉也大放，眼睛鼻子易酸澀、過敏，或有不舒服、胸悶或情緒化的症狀，可能是「桃花癲」，結合精神醫學來看，即因季節交替，腦部容易因天氣變化大而失調，出現躁鬱症中的「躁症」。春天是躁鬱症好發的時期，情緒會隨著早晚天氣變化而有起伏，如內在濕氣又重，可能會突然很 high，或情緒失控跑去 shopping，然後晚上突然又覺得很 down，覺得人生沒希望等。

　　若感覺到自己的心情有些桃花癲現象，情緒變化多，其背後是一種渴望再次萌芽的期待。因為大寒是最冷的時節，你播下什麼種子都不會長大，等到穀雨時節，雨水浸潤的時刻，我們翻土、種下的種子，就等待此刻發芽。

　　隨著穀雨萬物開始生長，人也會感受舒緩和喘息的需求，此時不用急著看見自己有什麼不一樣的茁壯，或成為怎樣厲害的自己，過好每一天就已經很好了，同時也沒有這麼多恐懼。恐懼是人類很需要面對的朋友，也可能是一份禮物。如果它是敵人，它會讓我們看見「原來這裡我還會害怕」、「原來在這點上面我真的熱心過頭

了⋯⋯」，它給我們另一種視野，這是很好的，因為每個人都在選擇自己生命的成長方式，即便是孩子、老人。沒有所謂真正最好的方式，因為每個人都要為自己的選擇負責。

　　穀雨很適合做的事，就是讓自己做自己想像中很不一樣的事。它會讓你有新的可能性、新的發展、新的想法。不要以為只能聽或只能有一個觀點，給自己一個新的嘗試，真的有很多不同的可能性和觀點會發生。請把焦點放在自己想看的舒服位置上。每件事都試著找出會讓你欣喜快樂或享受的角度，然後花時間經營這份簡單與自在，正如太陽金牛紮根後茁壯，滋養感官如大地富饒般。

　　這時節，透過穴位排毒放鬆也有助於新陳代謝的運行，配合足夠的飲用水，加強代謝對於放鬆心情很有幫助。如果發現自己有過敏症狀，可以每天輕輕按摩眉頭和鼻翼兩側的攢竹穴和迎香穴，減緩 3C 產品對身體的影響，也能提高鼻子的免疫系統，這是春末對身體很重要的含氧支持，透過吸入充足的氧氣，滋養我們的肺臟和心臟。

　　加強代謝關鍵在好習慣的堅持。從穀雨走到下個節氣立夏之

前，非常適合身體濕氣加強代謝，也很適合瘦身。如果你有任何新的計畫也很適合這個時節啟動，我們每年冬天的脂肪都是從春夏累積、養成的，因為身體內太多濕氣，容易養成中廣身材。

一個好習慣的養成是連續 21 天，你可以從今天開始建立一個 21 天的習慣，養你的肝氣，如何養肝氣、瘦身、代謝體內濕氣？你可以按摩肚臍周圍上下左右約一個拇指寬的位置，疏通身體代謝濕氣的機制。做完後，捏著肚臍左右兩側的肉，盡可能地抓起兩塊肉，上下抖動 30 下，再左右抖動 30 下，它會讓你的肚臍周圍發熱，刺激你的肝火，讓肝火可以再次運行，協助排除體內濕氣，連續做 21 天，身體的濕氣會從腋下，或皮膚其它地方排出，有的人會覺得身體有燃燒脂肪的感覺。

我也建議在洗澡前，讓肚臍有燃燒或熱度，亦可塗上薑精油、丁香精油，或鼠尾草油，都有幫助。如果怕太熱還可以加一滴薄荷精油，擦在肚臍周圍，用手心直接敷在肚臍上。如果容易手腳冰冷的人，可以用熱毛巾或熱水袋，或暖暖包放肚臍，或是在做完動作後，趁手心還熱熱的，直接用手心放在肚臍上。

每一個人都會找到適合自己的方式，不管是冥想，或做自己想

做的事情，只要找回重心，就比較不會情緒失調、起起伏伏。穀雨時節請好好照顧你的脾中心、你的光芒和肝臟，代謝排毒，用來支持自己到立夏之間心的轉變方式。

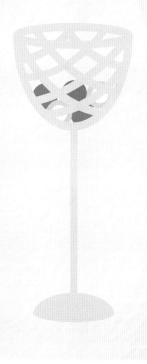

Chapter 2

夏

———

立夏、小滿
芒種、夏至
小暑、大暑

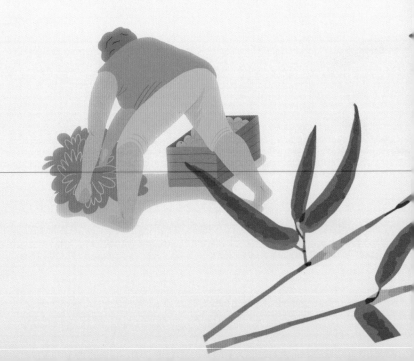

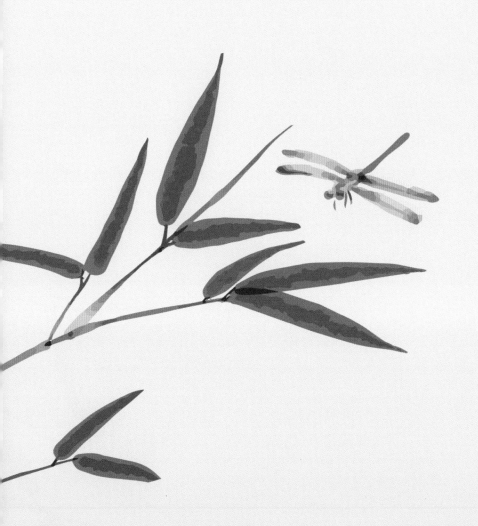

立夏

The Beginning of Summer

節氣時令 7　立夏（5月5、6或7日）
[夏天開始，雨水增多]

斗指東南，維為立夏，
萬物至此皆長大。

節令作物小百科：

【北部作物】有紅豆、芥菜、黃秋葵、甘藷；【中部作
物】有菜瓜、大蔥、大豆、甘藷麻；【南部作物】有白
豆、烏豆、蘿蔔。

立夏蟬鳴，是許多人對夏季歲月的印象。初夏在初聞蟬鳴時會使人頭腦安靜，當停下腳步靜下心聆聽，瞬間呼吸太陽底下的綠意，煩惱頓時清空，一大片蟬聲，預告著夏季已到來。此節氣著重在「養心」，夏季晝長夜短，適度增加午休，能讓身體得到充電或休息，保持身心愉快，對健康有幫助。

立夏，為夏季之首。夏季開始，早植稻田已將進入抽穗期，病蟲害也開始活動。古農諺云：「初一落雨有花結無仔，初二落雨有穀做無米」，這天若下雨，代表以後多雨水。另一句古諺云：「立夏之日螻蟈不鳴，水潦漫。」是指立夏青蛙如果不叫，夏季將會多雨。而夏多雨，可能會使水稻容易倒伏，開花無法授粉，收成可能會不佳。

習俗來由與意義

台灣俗諺云：「立夏補老父。」立夏日要為年老的父親進補，炎熱的夏天即將來到，這時進補以涼補而非熱補，此習俗因地方不同而有差異。有些地方（如宜蘭礁溪）則只是象徵性煮甜麵條，或南投民眾會在立夏時買「大麵」（也就是麵條）回娘家，或中南部會吃「瓠瓜麵」（葫蘆，俗稱「蒲仔」），瓠瓜是當令食材，清涼

好入口，也有「涼補」之意。這都是藉由習俗獻給父母的感恩心意，透過食補去增強父母親的免疫力。

民間其他關於立夏的習俗，有些地方吃蛋，有些地方互贈不同穀物與豆類煮粥，有些地方則喝茶。原先在中國江浙習俗以敦親睦鄰、維繫鄰里感情為原由，會從左鄰右舍的 7 戶人家互相餽贈米麥，再將別人贈送的穀物和自家種的 5 種豆類或穀物煮成粥，或以類似方式做成「七家茶」。傳到台灣後，台灣早期農家也品「七家茶」，品嘗後便能保整個夏季平安。

立夏，在台灣常出現哪些特別的諺語呢？

- 立夏，補老父：立夏日要為年老的父親進補。
- 立夏北，無水通磨墨：立夏日刮北風，代表將乾旱。
- 立夏，稻仔做老父：中部地區一期稻作此時已含苞將吐穗。
- 立夏雨水潺潺，米粟刈到無處置：立夏日下雨，代表五穀將豐收。
- 三月無清明，四月無立夏，新米舊米價：若清明不在三月，立夏不在四月，當年所出的新米（一期稻米）就會跟舊米同樣貴。

養生飲食　　　　　　　　　　　　　　飲食與自我觀照

立夏養心、排濕

　　立夏天氣又濕又熱，正逢梅子成熟，也稱梅雨季。有些人因太潮濕，會引發皮膚過敏或胸悶，或身體無力、食慾不振，甚至身體皮膚的疾病像是濕疹，或傷風感冒，或筋骨沉重，或有些人容易健忘。此時也是細菌生長、微生物繁殖的時刻，容易引發胃腸疾病，如細菌性痢疾、急性腸胃炎、食物中毒等。立夏走的是脾經，春天的脾胃軍隊沒養好，立夏突然要支援前線，身體就會轉不動，脾胃虛的人就會比較嗜睡、身體慵懶無力。夏天沒有食慾的時候，加一點薑能幫助開胃。

　　立夏時，所有事物天地之氣交合，萬物繁榮非常興盛、茁壯且茂盛，陽氣能量旺盛，俗話說：「一天不除草，三天除不了」。心屬火，能否在這個火的季節裡放鬆是很重要的。立夏重點在維持我們心中的寧靜，特別是立夏時脾氣不好的人，也與身體濕氣或春天脾胃濕氣沒有排掉有關。夏天陽氣旺，心屬火，養心會需要一些紅色食物，此時身體容易「外濕」，指因氣候、居住環境潮濕引起；身體「內濕」則是吃過多生冷的食物，導致脾胃失調、體內生濕氣，所以這時適度攝取辛香料可以排出身體內的濕氣，蔥蒜、薑黃、韭菜、咖哩、孜然粉、九層塔、胡椒、茴香等，但不能過多食用，否則過多的排濕，反而使皮膚更容易過敏。

自我觀照

飲食與自我觀照

憋氣易上火，靜心練心

　　立夏，天地之氣交合之時，萬物興盛茁壯，是陽氣能量非常旺盛的時節，脾氣容易因天熱而容易暴躁，因心太熱而焦躁不安。所以自我觀照的重點就是找出會讓你憋氣的原因。

　　養成習慣每天靜坐 15 分鐘很重要。靜坐能夠幫助我們大腦自我修復、產生 T 細胞，天氣熱可以坐涼墊，讓自己慢慢靜下來。每個人靜坐方式不同。可以燭火靜心，觀靜物靜心，也可以快走、或走 15 分鐘什麼都不想，就專注在自己的步伐。靜心能讓身體有移動或區隔，重點是不要激烈的運動，因為過度思慮很容易消耗我們的脾與氣的能量，所以要凝心安神，讓自己的心可以穩定下來。另外一種靜心是喝溫水，我會用磨碎的薑汁加一點溫水，喝一大口含在口中，再透過七小口的方式一點一點吞下，這是一種聚焦和專注的練習，可以練心，讓薑氣可以通透我們的身體。

　　《黃帝內經》中的〈素問·四氣調神大論〉指出「夏三月……無厭於日，使度志無怒，使華英成秀，使氣得泄。」意指不要討厭太陽，是我們要去適應天氣的變遷。溫室效應的溫度越來越高，不能調適的人就會有很多症狀產生。還有一個重點是跟心火有關的怒，情緒不要憋著，讓自己好好生氣、排遣怒氣也很重要，情緒

被壓抑是很傷心臟的，需要好好將身體的濕氣代謝。就好像將稻穗的穗抽掉，稻子生長才能如同自然界萬物蓬勃向上。所以當你不憋氣、不生氣、心情保持愉悅的時候，身體才會更舒適。也可以透過純陽艾灸，可以讓身體的陽氣提升，內濕排出，協助遠離濕熱感、倦怠感。這時候的蘆筍、苦瓜，也都有消火氣的效果。

　　立夏，陽明山的繡球花季也開始了，去走一走也能幫助毛孔舒張，伸展筋膜，促進新陳代謝。夏天讓毛孔可以適度自然排放、放鬆，可疏通阻塞。很多人夏天一開始馬上就吹冷氣，冷氣溫度若與戶外差異太大，一流汗就吹冷氣，毛孔反而容易堵塞。好好生活的重點，是要我們能夠去適應當下的氣候。有時候如果天氣不是很熱，在早上或傍晚時，可以流汗就洗澡，然後帶個毛巾擦澡。特別是關節處，讓這些汗可以透過身體自然釋放，或用清水洗洗澡，也能讓身體自己調節。

小滿

The Grain Full

節氣時令 8　　小滿（5 月 21 或 22 日）
[作物結果、籽粒飽滿，但尚未成熟]

白桐落盡破檐牙，或恐年年梓樹花。
小滿田塍尋草藥，農閑莫問動三車。－【近代】吳藕汀

節令作物小百科：
【北部作物】有大蔥、分蔥、胡瓜、茄子、菜豆、甘藷；
【中部作物】有蕹菜、土白菜、薤菜、蒜仔、白豆；【南
部作物】有小白菜、蕹菜、越瓜、大豆。

　　《月令七十二候集解》：「(農曆)四月中,小滿者,物至於此小得盈滿。」小滿的含義,夏熟作物籽粒開始灌漿飽滿,還未成熟,只小滿,未大滿。中國有句話說:「滿折損,謙受益。」節氣沒有大滿,故小滿或許也蘊含謙虛以看待天地之意。

　　走在稻田邊,看著結實稻穗的飽滿,觸手可及的握實穀粒,心中有股溫暖,是歷經雨水滋養與淬鍊的感動。品一杯水,可以八分滿,此時八分滿已是滿,溢出來的水就是無,空杯也不是真的空,只是暫時空了,靜待下一次的倒茶時機。等待與安靜,生活中的挑戰或許也是如此,感受滿出來或許適度的表達是剛好,挑戰滿出來或許是投遞出去,跟他人一起合作是團結與智慧,八分滿的謙虛是一種能及時伸出援助的智慧。呼吸在這片大地上,安靜領受,就會發現充滿生機的大地,而生命的禮物就是如此簡單。

　　小滿象徵著稻穀即將結實,台灣中南部地區水稻此時值抽穗末期,剛進入黃熟期,適逢梅雨季節即將開始,稻穀成熟時期易遭蟲害。因此農友們須先疏排溝渠、清理雜草、垃圾,預防並將梅雨期間農損減至最低。

習俗來由與意義

小滿自古有食野菜、祭三神、祈蠶等習俗，節氣習俗也代表了人們對農業生活的重視。古人將小滿分為三候：一候苦菜秀；二候靡草死；三候麥秋至。意思為小滿時節，苦菜生長繁茂，百姓若有需要採摘食用以充飢；一些喜陰的植物因小滿陽氣日盛，將逐漸枯死；北方冬麥夏熟作物，正粒粒漸飽滿，收割時間快到了。保留至今，成為了小滿時節，家家戶戶相邀到野外採摘野菜、吃苦菜，樂此不疲。

民間有「祭三神」的習俗。古人信仰萬物有靈，對應三車，有三神為水車車神、油車車神和絲車車神。古時引水車排灌農事為頭等大事，古云小滿動三車（三車指的是絲車、油車、水車）。水車會在小滿節氣時啟動；另小滿也是油菜籽成熟時節，動油車是指人們將油菜籽收割後送至油車坊，需啟動油車來榨油；動絲車是指小滿前後，蠶開始結繭，養蠶人家要搖動絲車繰絲。另也有「祭白龍車神」習俗，傳說農家在水車前，於車基上置魚肉、香燭等祭拜之物，祭品中有白水一杯，祭時潑入田中，祈求水源湧旺。

小滿，在台灣常出現哪些特別的諺語呢？

· 小滿櫃，芒種穗：北部地區水稻在小滿開始含苞，芒種則吐穗開花。

- 小滿天雨水相趕，芋要趕，否則九條芋仔煮一碗：此時台灣正進入梅雨季節，芋頭也趁此節氣長得快速。
- 小滿甲子庚辰日，寄生蝗蟲損稻禾：小滿若遇到甲子庚辰，恐水稻多病蟲害。
- 罩茫霧罩不開，戴笠仔披棕蓑：此時出門易下雨，記得備雨具。

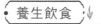

養生飲食 飲食與自我觀照
養生重排汗、代謝身體水分

小滿是有一點成熟又沒有很飽滿，某車子廣告影片中提到，節氣有小雪、有大雪、有小寒、有大寒，為什麼沒有大滿？這與亞洲人的特性有點像，不能自得、驕傲的自滿，否則自滿就變大滿。亞洲人不過度自滿，所以不取大滿。芒種的時候就會有一份飽滿，當我們要來到一份飽滿，是因為我們有心靠近自己的好，我們才會覺得自己是飽滿的，從小滿開始就要覺得「哇！我的稻穗怎麼結得這麼漂亮？」、「我怎麼是這麼漂亮的稻穗呢？」

小滿節氣與心的能量有關，生命中所有的事情都是你的選擇。心就是我們怎麼讓自己做主、為自己做決定，從心中熱情出發的每一件事情，都可以自己決定的話，那麼每一件事情都跟我有關。若把所有的事情推到外面的人身上，我們的心就會走向一種躁動，心

會特別痛苦。因為內在火氣很多時，很想要來一杯冰塊，但冰下去後身體更燥。這個節氣可以食用涼筍、白木耳、黑木耳，是蠻好的降火食物。天氣令人心煩氣躁，高溫又多雨、失眠、碰到別人的皮膚就覺得不舒服，容易心火上來。

此時可以食用薏仁、綠豆、紅豆，幫助脾胃消化正常，身體就會有足夠的能量來代謝體內多餘的水分。脾胃是人扎根在地球上很重要的土元素能量，人要能扎根才有其他的可能，土元素就是你的身體。我們出生的時候，第一口氣就是金元素，肺和大腸，然後補水滋養夏天的身體，然後排毒穩定木元素，支持心和小腸是火元素的能量，再來用這份熱情形成你身體土元素的成長能量。

紅豆水對於皮膚癢、汗皰疹、大便容易濕黏，或頭皮出油，都很有幫助。夏天有人賣茯苓紅豆糕，也可以排掉身體的濕氣。紅豆水是用炒的，不要炒到紅豆破殼，紅豆本身溫溫的，不會裂，不會變成爆米紅豆，所以不要加油放到平底鍋乾炒，小火慢炒，炒 15 到 20 分鐘，皮快爆開前關火。新鮮的茯苓有點像山藥，可以放進烤箱，烤好後混著炒過的紅豆，拿來泡茶，可以養氣，養心的氣，同時會排濕。

小滿屬肝經，肝屬木，木生火，以排熱排毒來找回生命的熱能。小滿吹冷氣不是最好的排熱方法，比較好的排熱方法是流汗，很多人會中暑是因為不流汗，所以這段時間可以讓自己流汗，不要在健身房流汗，請在戶外流汗，讓自己在大自然的環境下，看著遠方的山流汗，不要吹冷氣。這個方法不僅可以利尿、發汗，也可

以排除身體內濕保持乾爽。可參考印度人早上用羊奶加薑黃粉，搖一搖就能飲用，也能讓身體產生熱、排汗。若想排除心中卡住的躁動、悶、濕或熱，可吃溫性的咖哩，這段時間比較不適合吃辣的，而咖哩裡面有很多薑黃。或這個時節盛產的荔枝，以及夏天我最喜歡的食物荸薺等，都能幫助排汗。

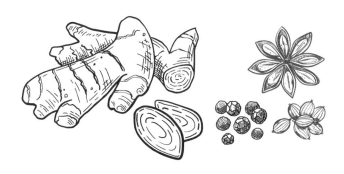

飲食與自我觀照

自我宣告：排除停滯的迷霧

小滿有一段話：「罩茫茫不開，戴笠仔披棕簑。」意思就是說早上的霧很大，天亮了還散不去，就表示今天還會是陰雨天，這也是一個隱喻，從心理層面來說，霧也比喻我們的內在之前尚有一些脾胃的情緒還沒有處理好，還沒有被排除，所以這個時節只要我們把濕氣排一排，就可以繼續再出發、再前進，跟隨心的方向，從背後找到力量並支持自己的決定。

比如說，我決定把別人的事情完成，讓自己的時間更多，這就是決定。如果你覺得「我決定讓別人的事困擾我」，那你就真的很困擾，就是我決定讓別人的事情影響著我，我決定讓自己的力氣比較少，這都是一份決定。

小滿，是我們要認出一直以來自己真心的目標，並且很清楚的對自己說：「對！這就是我接下來要打開的，無論發生什麼事情，這個冒險就是我決定的！就是我本人決定讓它發生了！」、「來吧！這就是我新的身體，我要用它來闖世界了！來吧！」支持自己，如同寶寶從受孕到分娩，所有的養分是在媽媽肚子裡吸收，不會是什麼全新的目標，而是我們的過去過往所累積下來的。業力也好，或說福報，或所有的善德，都會被拿回來，成為我們生命運用的力量，成為今日生命的開始。

的力量，成為今日生命的開始。

　　比如説對自己宣告一個新的健康目標，每天早上起來給自己一個立脊功，請別人幫自己或自己把脊椎，捏、捏、捏、捏、捏的往上，捏在外面的肉就好，摸到脊突一點點的感覺就可以。從你的尾椎往上捏，想像跟每一節的脊椎打招呼。立脊功會讓你有夏天甦醒的感覺，如果手真的有限制，麻煩用手撫順你的脊椎由下往上，順三次也可以，直到後腦勺、耳朵的後方，不要到正面，你的身體就會有一種被夏天的能量喚醒，跟你的心直接連結的感覺。當你持續做，整個五臟的能量都會被喚醒，比如説你的脾、胃、肺、肝、氣較弱的，可以透過立脊功來調整。夏天立即立脊是很棒的事情。

　　在小滿的時候，對自我宣告你的決定，是一件很重要的事情。你會知道你學習的速度，知道自己的剛好足夠，不管是從別人那裡來的學習，或從自己的生命當中所有的一切與學習有關的，這些東西都可以帶著你，如同你就是花草樹木，如同每個人都是寶。正如太陽雙子每個決定就是開啟不同星際門戶的機會。從今天開始去持續至少一個月，把這個決定放大，寫出來。

芒種

The Grain in Ear

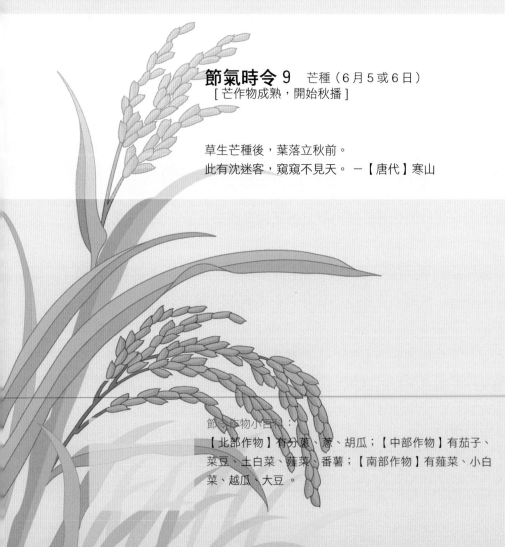

節氣時令 9　芒種（6月5或6日）
[芒作物成熟，開始秋播]

草生芒種後，葉落立秋前。
此有沈迷客，窺窺不見天。 －【唐代】寒山

節令作物小百科：
【北部作物】有分蔥、蔥、胡瓜；【中部作物】有茄子、
菜豆、土白菜、薤菜、番薯；【南部作物】有薤菜、小白
菜、越瓜、大豆。

芒種的「芒」，是指麥類等有芒植物；芒種的「種」，是指穀黍類作物的播種。「芒種」也被稱為「忙種」，農民也稱其為「忙著種」。「四月芒種雨，五月無乾土，六月火燒埔」，就是指四月芒種前後多雨，土地都溼溼的，六月之後就開始熱。注意，芒種這日若下雨，天雨路滑，走路很容易需要人家牽。

「芒種」的到來預示著農民開始忙碌工作。在古代，農民芒種忙碌工作預告下一季的豐收，風調雨順，稻穀成穗，額手稱慶，「芒種逢雷美亦然，端陽有雨是豐年」，喜迎芒種雨水將有豐收，一切感謝天、感謝地。

習俗來由與意義

中國有兩個流傳已久的芒種雅俗，即是「送花神」與「青梅煮酒」。

芒種祭餞花神歷史悠久。南朝梁代崔靈思在《三禮義宗》「仲夏之月」中指出：「芒種為節者，言時可以種有芒之穀，故以芒種為名，芒種節舉行祭餞花神之會。」從這裡可看出古人對大自然的感謝與親近。在「送花神」之前，民間在二月二日迎花神，也就是花朝節，也稱「花神誕」。到了五月，百花漸漸凋謝，人們在芒種

日為花神舉行餞行儀式，「送花神歸位」。

芒種煮梅是自古至今的習俗，正月梅樹剛好結出梅子，酸酸的梅子仍難以入口，於是古人發明了多種煮梅的方法。有的用糖與梅子一同煮，有的用鹽與梅子一同煮，有的用糖與青梅混拌或鹽與青梅混拌使梅汁浸出，裡面還加入紫蘇。另外一種就是「青梅煮酒」。《三國演義》第二十一回：「曹操煮酒論英雄，關公賺城斬車冑」，此為「青梅煮酒論英雄」的典故。不過這裡所提到的「青梅」和「煮酒」是兩個不同的食物，宋朝之前大多以「青梅」佐酒，酒為「煮酒」，即一種酒類通稱。

台灣習俗農曆五月五日慶端午，家家戶戶門插艾草、菖蒲，佩帶香包，吃粽子，飲雄黃酒，中午以午時水淨身，還可以自行製作午時水飲用或潔淨空間。端午的高潮以前是划龍舟，但在新冠疫情時，居家活動中最期待變成午時豎蛋，練習平心靜氣，據說一年當中這個時辰將雞蛋豎立在地上的成功率最高。

端午除了掛艾草、洗菖蒲浴，可以避邪、驅蚊，我小時候端午節還會帶香包、中午曬午時水，午時水就是純陽水。《本草綱目》記載，艾草是純陽植物，殺菌力非常強，有純陽能量能調整身體，又可以支持新的能量。我們會用艾草、艾灸讓純陽之氣進到身體裡，讓濕氣可以排出。菖蒲可用消毒、去除傳染病，在古代能幫助預防瘟疫。端午午時太陽為一年之中陽氣最旺，是從春天走向夏天的太陽，此時的日光對身體健康好又能消毒殺菌。

端午節包粽子也是為紀念戰國時代楚國屈原，為國盡忠，卻遭

小人陷害，投汨羅江而死。人民不捨，划船去救，又怕屈原死後屍體被魚蝦侵害，用竹葉包米飯，擲入江中餵魚，以表感謝屈原之意；而今划龍船比賽與吃粽子成為端午節最熱鬧的慶祝活動。

芒種，在台灣常出現哪些特別的諺語呢？

- 四月芒種雨，五月無乾土，六月火燒埔：芒種日下雨，代表將連雨下到農曆五月，也就是所謂梅雨。
- 五月龍船北：端午節前後有吹北風的可能。
- 芒種瘋鯊：鹿港一帶海域，芒種前後會出現鯊魚。
- 芒種夏至，檨仔（芒果）落蒂：芒果在芒種後上市。
- 芒種蝶仔討無食：農曆五月以後，百花花期均過，此時蝴蝶已無花粉可採。

↓   飲食與自我觀照

瓜果冰涼，美容養生

　　養心的芒種時期，可喝一些花草茶，像是艾草茶。六月瓜，此時瓜果類養顏美容，能補充很多水分，消暑又解渴，利尿、清熱又解毒，像鳳梨、火龍果。荷葉茶加一點蜂蜜，能幫助身體降血糖，對於頭腦清醒很有幫助，或是苦瓜心拿來煮成茶，也是非常降血糖的飲品。除了白河蓮花盛開，這個時候也有大王蓮花清香撲鼻，人可以坐在上面很神奇。

　　我的朋友在台東延平的農場有既超未來又現代卻又古老的穀物，台灣獨一無二的特有米糧，因原住民漢化等種種因素消失逾一甲子的未來超級種子。他發現芒種時就能去收割「油芒」，這世界級的孤兒作物，對布農族仍然是很珍貴的穀物，是有非常高的營養價值的種子植物，很像毛茸茸的野生稻子，它可以在抗寒、抗熱、抗鹽化的土地生長，可以加入不同的料理，它富含的油脂裡有色胺酸，這是能讓人開心的物質，而且是人體沒辦法自己合成的，對心臟也很好。因為這些穀物亦可幫助我們再一次的讓自己的身體回到感官層次，然後穩定下來，排除身體的毒素。油芒目前也開發製作醬油，莖桿也萃取成漱口水。

自我觀照 ↓

飲食與自我觀照

感覺力不從心？敲胸線養心

　　從梅雨季，告別心中悶濕感的芒種，夏日炎炎易煩躁，人體內熱及濕氣不易排除，特別慵懶、四肢疲倦。若感覺勞心勞力，好像力不從心，在芒種時，借用道家說法，道家相信每個器官都各有各自的神，當我們沒有辦法回到我們心中真正的意識時，各面向的精神意識會非常容易慌亂，自我觀照時可以提醒自己，每一天都是剛剛好的自己，透過這個提醒能幫助自己心裡聚焦，讓自己更容易處在當下此時此刻。如果頭腦脹脹，亦可以輕輕地按摩自己的頭皮，讓暑氣透過頭皮舒緩，讓血液送到大腦，就不會因為熱氣而讓腦袋混沌。我們的頭骨是有縫隙的，都可以動，輕輕的微微動一動，左右輕輕搓揉，舒緩頭骨可以釋放頭皮縫隙的腦壓，如再加上舒爽、優質的薄荷醇按摩，效果也很好。胸口緊繃時，也可以每天敲胸線跟膻中穴，在胸口中央跟兩乳中間的位置，可以增加我們的 T 細胞，尤其忙得昏頭轉向時，發現自己還在執著於別人的眼光，因過度在意，交出情緒主權，讓別人決定自己今天的喜怒哀樂，別人給我們一點眼神就覺得開心、可以笑、可以快樂，此時不妨為自己敲敲上述的穴點加上好好呼吸。你會發現宇宙對我們充滿了無條件的愛，我們的心很容易就可以感受到被支持。

夏至

The Summer Solstice

節氣時令 10　夏至（6月20、21或22日）
[夏至到，鹿角解，蟬始鳴]

半夏生，木槿榮。
夏至一陰生，冬至一陽生。

節令作物小百科：

冬瓜、絲瓜（菜瓜）、苦瓜、南瓜（金瓜）、瓠瓜、茄子、菜豆。【北部作物】有小白菜、櫻桃、蘿蔔、金針菜；【中部作物】有金針菜、土白菜、水芹菜；【南部作物】有水芹菜、越瓜、金針菜、胡瓜。

公元前七世紀，先人採用土圭測日影，就確定了夏至。據《恪遵憲度抄本》：「日北至，日長之至，日影短至，故曰夏至。」國曆六月二十一或二十二日、太陽過黃經九十度直射北回歸線、此時北半球受光最多、晝長夜短為「夏至」。此日中午太陽位置最高、日影最短、陽氣最盛、過了此日又逐漸南移、陰氣開始產生。「至」有極的意思，是陽氣生發到極點，「夏至一陰生」，就是陽極陰生的意思。

夏至在古代是十分重要的節日，跟冬至對應且同等重要，甚至會有例假慶祝夏至來臨。根據節氣，從夏至開始，會一路熱到立秋。很快學生就要放暑假，也正是家長頭痛如何安置小孩的時候，一般人也趁此時放鬆、修養身心、好好充電。夏至養生之道為飲食、預防中暑、正確呼吸，和安頓身心，注意平衡體內的陰陽，如此便能安然度過盛夏。

有一首小時候常聽的兒歌〈西北雨〉，正好是形容夏至當令的鯽仔魚、鮎鮐兄、土虱嫂、螢火蟲(火金姑)的聚會，夏至西北雨落不過田埂，夏天的午後雷陣雨，雨大，下的時間短、範圍小。

農作物這個時候都成熟到極點、水稻完熟收割、第二期稻開始播種，此期水稻怕刮大風易致使穀粒掉落，農諺：「夏至稻仔早晚

鋸、夏至風颱就出世」，意思是説梅雨季結束、颱風季來臨了。

夏至三侯，周始明，周也就是蟬，蟬就開始叫，因為蟬感覺到陰氣生，刺激鼓膜，所以蟬開始鳴叫。蟬鳴聲非常明顯，知了是蟬的別名，因為蟬理解氣候的變化，所以知了，也是古人為它們取的名字。夏至蟬聲天氣預報很靠譜，當雨停的時候，蟬聲就會大起。

習俗來由與意義

夏至，無錫地區興吃餛飩。古時這天，人們紛紛祭神，祈求災消年豐。到了清代，夏至祭神更盛行，當天民間須吃麵食，以示敬神。由此可見，夏至這天，北方人興吃麵條也好，無錫人興吃餛飩，都是虔誠的祭神之舉。

餛飩，古人稱其形「有如雞卵，頗似天地渾沌之象」，而「餛飩」又與「渾沌」諧音。盤古開天，渾沌初分，吃了餛飩可得聰明。老人都説：「夏至吃餛飩，熱天不疰夏。」所以夏至吃餛飩，就不怕夏季熱，還包含了一種祈求平安的良好願望。

史載，宋代宮廷中，每適夏至，御廚們就包出一種夏至餛飩，供帝后妃嬪食用。其實，宋代宮廷不光是夏至這個節令吃餛飩，一年之中其餘節氣也都吃餛飩，故宋代宮廷有一道「24 節氣餛飩」的著名麵點，南宋高宗尤嗜食餛飩。

在台灣民間，依照節氣特性，塑造出代表各節氣的形象，而夏至的形象，則為舉著小火把或火珠與手持芭蕉葉之神，意味著炎炎夏日的來臨。民俗專家楊登科提到，古諺：「冬至湯圓，夏至

麵。」由於夏至是新麥剛收割的時節，很多地方都會「吃麵食」，也就是配合時節進食，有著「嚐新」的意涵。另外，夏至盛產的各種瓜果類如冬瓜、絲瓜、苦瓜等，也都是傳統中醫認為「退火」的當令食物。

夏至當天，太陽正好直射北回歸線，此時北半球的白晝（陽）最長，此日黑夜（陰）最短，過了夏至日，白晝漸短黑夜漸長。夏至是夏季白天最長的時刻，但並不是天氣最熱的時刻，北半球的夏天要到大暑，氣溫才會升到最高點。

台南地區夏至有一種特殊的民俗遊戲鬥蟋蟀，便是尋聲灌取蟋蟀後，利用它強烈的領域觀念，將兩隻蟋蟀放在「戰場」內，激起它們的敵意後，即開始一場激烈的戰鬥，直到分出勝負為止。

夏至，在台灣常出現哪些特別的諺語呢？

· 夏至，風颱就出世：夏至後已出梅雨季節，進入颱風季節。

· 夏至，愛呷不愛去：形容夏至燠熱，人們慵懶。

· 夏至，禾頭空：北部地區水稻正在結實期間，若颱風來便會白穗而成「禾頭空」。

· 夏至早晚鋸：中部地區的水稻此時已可收割。

· 夏至，種籽齊去：中、南部作物的種籽，夏至時已全部播種完畢。

- 西北雨，落不過田岸：入夏西北雨，雨勢急、區域小，經常
  田東有雨、田西放晴。
- 芒種蝶仔討無食：農曆五月以後，百花花期已經結束，此時
  之蝴蝶已無花粉可採。

養生飲食 ▷　　　　　　　　　飲食與自我觀照

三伏天養生、保護頭部不曬傷

　　夏至的極，是指日照非常充足，這天也是一年之中日照最長，能幫助農作物生長茂盛的好日子。中南部的稻田大概都已收割了，像台東也差不多收割了二期作物，夏至是個豐收時節。

　　這天太陽正照在北迴歸線上，即所謂的太陽遠日點，也就是離我們比較遠的一個點。太陽的照射會停在地球上比較長的時間，這時花東天空幾乎晴朗無雲，非常需要避暑氣，你可能會發現機車騎士幾乎都停在樹蔭底下。對人體來說，氣溫的燥熱，很多人會有很多症狀，例如食慾不振、牙齦腫脹，或心悸、胸悶、口乾舌燥、多夢、頭痛耳鳴、胃不舒服、骨盆緊，或是火氣大、便祕、經前症候群，因為火的能量很強，血管中血液太濃、水分太少，所以要適度補水。

　　梅雨季一過，夏至後開始會有颱風，伴隨天氣炎熱，也讓人懶散，有美食也不想動。人容易在累又熱的情況下，精神不好，夏至

有人會說，「不如來睡個子午覺吧」，子午覺的意思就是說中午時分休息，畢竟一天這麼長，中午十一點到一點休息是非常重要的。因此通常在夏至過後、小暑前後，很多人會開始採三伏天養生，三伏天的「伏」就是指「伏邪」。

古人認為頭相比面相重要，這天頭部特別需要被保護不能曬傷，如果頭部曬傷，代表你的皮太薄，皮不夠厚。所以這天也特別忌諱剃頭，因為剃頭後，頭就直接曝曬在太陽下，容易曬傷。

《漢書》記載：「夏至一陰生」。夏至雖然日照最長，但是陰氣從這一天開始生起。夏至日照促進作物生長、被滋養，有颱風侵襲，氣溫很熱，容易有病蟲害，或水災，或旱災，甚至很極端。諺語：「夏至有雨應秋早，夏至無雨三伏熱。」

夏至到小暑之間的 15 天，可分成日頭時、二時、末時，謂之三時，日頭時為頭 3 天，二時為中間 5 天，末時為後面 7 天。農民最忌諱的就是中間 5 天，萬一下雨就慘了，會影響作物的收成。例如，今年台東在二時下了雨，作物就形成一種空包彈的狀況，農民都希望末時老天爺才下及時雨，而這也跟該年夏至能量有關。夏至的一場及時雨，是多麼珍貴，就是一滴答雨水，都能值千金，代表今年作物收成非常不錯。如果也能知道這三個時的變化，是不是也能當起小小的天氣預報家，帶傘、防曬又遮雨。

有一句話說，夏至不過不熱，意思是說夏天從夏至才真的要開始要熱，而且心火會特別旺盛。這一天，陽氣是一年之中最旺的時候，除了頭部做好防曬，流汗也需要有些控制，有一點點汗是調

節，但如果汗流太多，身體血液就會變濃，心臟或心血管的負荷會變得比較辛苦，這時補水就很重要，如果可以清淡飲食，這時茄瓜科盛產，同時也是非常好的食物，而食用當令各種瓜，南瓜、香瓜、哈密瓜、芒果、鳳梨、胡瓜、苦瓜或絲瓜都能降火氣。茄子、空心菜、綠竹筍、蘆筍、荔枝、葡萄，或台東的小米都很當令。

甚至食用酸的食物也很好，例如檸檬或醃梅子，做薑醋冬瓜或涼拌菜也都很解暑，可補充津液，幫助身體解熱，排除身體濕氣和悶熱感、生津解渴、消暑氣和收斂汗水。檸檬對血管、血脂與皮膚非常好，也可以幫助身體放鬆，讓我們的身體比較不會這麼的累。

很多人會直接喝冰水消暑，其實冰非常傷陽氣，不如喝一些草本的薄荷，或淡竹葉或荷葉茶更好，這時剛好是荷花盛產時，如白荷蓮子餐，像我就喜歡去台南白河鎮賞蓮，吃蓮子大餐。有一個俗語叫冬吃蘿蔔、夏吃薑，有些人只要火氣一旺就會拉肚子，可以食用薑。因為薑屬性溫熱，能把溫熱的氣帶進身體，比較不會食慾不振。像綠豆小米粥，加一些糙米、綠豆、小米煮成粥，這樣的津液也能滋養身體裏面的水元素，身體就會得到很好的滋養。

這時候，也可以趁陽氣旺，把身體累積的濕氣排一排。很多人有冷氣病，因為一直吹冷氣，雖然沒有直吹，但整天都在冷氣房會讓毛孔不出汗、手腳冰冷。所以這時候吃一點像咖哩或泰式料理發發汗，可以去脾胃濕氣，夏至盡量還是讓自己冒一些汗，自然排汗最佳。

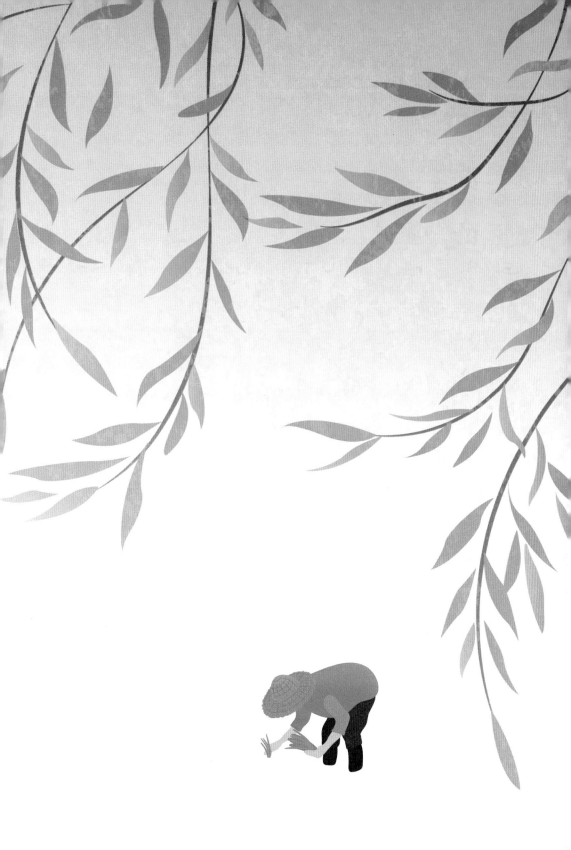

自我觀照

辨識情緒，允許、涵容和平衡

　　夏至的氣候有颱風，會打壞我們的腳步，太熱也讓我們懶得動，一舉一動都會牽動我們內在的情緒，這時候很容易火氣大，脾氣不好，傷肝，然後又傷脾、傷心。火氣和血管是夏至要穩定照顧的方向。但天氣就是熱，要持續觀照內在情緒很難，因為容易被暑氣分心。

　　這時不妨參考現代星象觀察，夏至太陽進巨蟹座，會帶來很多母性滋養的能量。巨蟹座是一個創造生命的海洋，一切都能共存，物產豐足，象徵從一片海洋當中誕生的所有一切都能達到一種平衡，生命的海洋能照顧所有的一切，豐盛所有的一切。因此，關於夏至的思考，可以自我提醒，在觀照身心時，不用勉強自己要移除天氣熱的煩躁，不妨聚焦在一個讓自己被豐盛的意圖。讓自己無論何時都保持在豐盛的喜悅，允許包容是一件很重要的省思。

　　觀照內在情緒，問自己，心到底真正嚮往的是什麼？並進行客觀的觀察和分辨，哪些是屬於自己，哪些不是。哪些東西是真的需要去回應，哪些東西是真的得去照顧，才能理所當然活出自己的樣子。每一個生命都應該被照見，如夏至很長的日照太陽，也都是值得活在這個世界的存在。你得自己去開創。當光越亮的時候，陰影

越會浮現，越向陽我們也會同時會照見陰影，所以當我們很陽光，看起來好像都很平心靜氣、很正向的樣子很好，但是同時要也能去愛自己真正的樣子，你必須放掉那些你以為阻礙自己的，因為不是這些東西在阻礙你，而是你自己。

到秋天我們會逐漸進入陰氣繁盛的節氣，所以夏季我們要能整理自己內在的真實感受，在夏至這個最光明、最燦爛、最亮麗的時候，不妨適時去釋放那些不屬於我們脾裡的氣，以及不屬於我們自己情緒的面向。夏至這天，請包容自己，以及讓自己成為自己的樣子，要能好好捨棄那些已不適合現在需要的能量，要破壞、捨棄之後你才能開創新的。把光帶進心裡，也是你能為自己的豐盛帶來最大的祝福。這裡提醒一個觀點，即最豐盛的人是最能清理掉自己不需要的東西的人，或是分享自己不需要的東西給需要的人，才能有多餘的空間創造自己的豐盛。

小暑

The Slight Heat

節氣時令 11　小暑（7 月 7 或 8 日）
[正值初伏前後，天氣不酷熱]

殷疑曙霞染，巧類匣刀裁。
不怕南風熱，能迎小暑開。─【唐代】孤獨及

節令作物小百科：

【北部作物】有芹菜、越瓜、甘藷；【中部作物】有胡
瓜、菜豆、芥藍菜、玉米、夏蕪；【南部作物】有夏蕪、
番椒、番茄、土白菜。

　　小暑是夏至與大暑之間的節氣，小暑時節還不算非常熱，此時已脫離梅雨季節，但也讓人漸漸感到夏季高溫的威力，一直到接下來的大暑，剛好是一整年最熱的節氣。此時正值水稻第二期秧苗期，一期稻作黃熟期，即所謂「小暑小禾黃」。作物的成熟需要配合氣候因子，供給適合的溫度和雨水，若一開始氣候過於酷熱，作物會無法收穫，節氣大小暑之分，也象徵氣候之炎熱次序有別。

　　小暑是農作物生長的重要季節，也是農事繁忙期。愛吃水果的人不難發現，此時有越來越多的芒果收成，有一句俗諺：「小暑吃芒果，大暑吃鳳梨」，小暑正是芒果成熟期，也是台灣夏天最消暑的芒果冰的賞味季節，日頭赤炎炎的小暑，說走就走的快意，到台南芒果的故鄉玉井，去吃台灣名產玉井芒果冰。

　　一個節氣，也可以是一種香氣。從某種水果香氣也可以串聯出夏天的回憶，台灣水果向來具有濃厚的鄉土人情。有時候，愛上記憶中的夏天，是因為曾和某個朋友一起享用一份香氣濃郁的水果刨冰，混著汗水以及果香，在空氣中四溢，而人們的交談與笑聲，在記憶中的發散，成為一個美麗的懷念。

習俗來由與意義

小暑開始農曆六月天氣最熱，日正當中最好減少外出，不要在強烈的陽光下曝曬，注意飲食，避免中暑或引起其他的疾病。農曆六月初六，相傳古代皇帝於此日曝曬龍袍，民間亦於此日將衣服、棉被、書籍、圖畫等曝曬，以除去梅雨季節的濕氣。六月初六又稱「天貺節」，俗謂日會天門，天門開的日子，可向神明祈求好運，自認為運途不佳的人，更要把握去寺廟「補運」。

小暑有一習俗「歇夏」，是專為夏天結婚的新娘而設，剛新婚不久的新娘在炎熱夏天的經驗比較少，每到初伏娘家就會派人去接女兒回娘家休息，稱為「歇夏」。此習俗到了宜蘭地區改稱「歇冬」，出嫁滿 4 個月的新娘帶著伴手禮，在農曆六月初六、十六或廿六，選一天回娘家小住，「歇冬」後回婆家，娘家也要幫新娘準備帶回婆家的禮物。

小暑，在台灣常出現哪些特別的諺語呢？

· 小暑過，一日熱三分：小暑後天氣一天比一天熱。

· 小暑驚東風，大暑驚紅霞：小暑吹東風，大暑傍晚紅霞滿天，都是颱風徵兆。

· 六月初一，一雷壓九颱，無雷便是颱：民間常以農曆六月初一是否打雷預卜當年是否有颱風。

- 六月六下雨，一百日見霜：六月六日下雨，表示當年秋冬會很冷。
- 六月六，仙草水米苔目：仙草水與米苔目是台灣夏天最佳消暑食品。
- 六月防初，七月防半：農曆六、七月為颱風旺季，六月初旬、七月中旬的颱風最強烈，須慎防之。
- 大暑小暑不是暑，立秋處暑正當暑：小暑一過，一日熱三分，一天比一天還要熱，一路熱到八月。

養生飲食 飲食與自我觀照

三伏天燥熱，補充水分

　　小暑驚東風，大暑驚紅霞，這都是颱風來之前常見的景象，此時進入颱風季，也就是小暑那天如果吹東風代表颱風即將要來。這時蟬鳴聲會非常誇張，在樹上、空氣中鳴著各種不同的蟬叫聲。荷花和荷葉都開的非常大，甚至很多人會拿荷葉來遮陽。

　　小暑時節可能會心躁氣悶，五感發散，容易與外界比較而感到疲累，所以我們的精神就很容易發散，思緒不容易集中，甚至很多人會中暑或頭昏腦脹。所以小暑時午休很重要，從 11 點到 1 點，如果有機會可以睡子午覺，把一些比較陳舊的廢物排除，讓小腸、大腸可以有很好的運作，因為中午 11 點到 1 點，身體走心經，人

如果有好好休息，心就不會這麼累。熱天會引起很多的食慾不振，甚至躁熱的體質，所以避暑很重要。

小暑七月竹筍和瓜果盛產，台灣是水果王國，很多當季水果蓬勃生產，像是花東阿美族會有阿巴魯（Apalo）麵包樹，俗稱巴吉魯，在六月到九月是很好的超級食物，而且無麩質。小暑走小腸經，巴吉魯對於有慢性腸道疾病、麩質過敏的人來說是非常好的食物，不會讓身體的暑氣過重，腸胃道也不需要用力消化，還有緩和腸胃的功能，是很「對時」的超級食物。

三伏天的開始是小暑之後的事，熱在三伏天。孫思邈所著《千金藥方》記載：「夏七十二日，省苦增心，以養肺氣。」盛夏主心，心火太旺時會傷到肺，需要減少苦味的食物。有一些辛香料或是溫補的食物，可以走心的滋養，像是苦瓜可以清心火，不在苦的範圍內。而辛香料就是我們說的八角、茴香、洋蔥、生薑，還有九層塔，可以抒發體內廢氣。夏天是水果鼎盛時期，如果身體有濕氣，瓜果類也要適量食用，生冷食物要減少吃，太甜也常讓我們的身體有些疲憊。

小暑走小腸經，我們常會有很多的火氣容易積在小腸，這時眼睛容易酸澀或泛黃，或喉嚨比較脹痛，或臉頰、牙齦與神經有關的部分可能都比較容易發炎，就要補充一些比較好的液體，特別是流很多汗之後，因為汗是心之液。早上起來可以喝一些檸檬水，幫助我們護肝，同時生津解渴，放鬆身體肌肉。夏天補充水分是一件很重要的事，喝黃瓜蘋果汁可以滋養身體。黃瓜剛好比較能夠排水，

又有很多水分，可以滋養我們的身體並代謝掉不好的水。有時候我會在黃瓜蘋果汁裡加一點薑提香，同時讓身體的循環運作起來。

天氣炎熱除了多補充水分，也可飲用薏仁水、綠豆湯，既清熱又解毒。小暑是芒果盛產的時節，味甜鮮美，是大人、小孩都喜歡的水果，這時節正好是芒果產季，芒果富含蛋白質，胡蘿蔔素、粗纖維以及維生素 A、B1、B2、C，也有菸鹼酸、葉酸、鈣、磷、鐵、鉀。中醫認為芒果帶有「濕毒」，體質偏濕或是皮膚敏感者，建議要適量食用，其實目前基改食物眾多，食物過甜的狀況頻繁，盛產雖然好吃但仍適量就好。

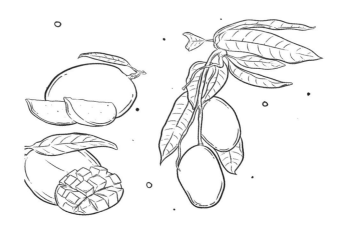

自我觀照

容易情緒化？幫自己寧心安神

　　小暑吹來的溫風讓人心煩氣躁，五感發散，人容易受外界比較心理而感到疲累，以前古人小暑通常伏居，但我們現在很難伏居，我們常需要出門，在強烈的太陽光下一直曝曬，小暑也是颱風季，它的破壞性很大，也非常戲劇化。就像老鷹在小鷹開始學習飛的時候，小鷹要知道怎樣順氣流、乘風而飛。我們說風可以吹來很涼爽，但同時也有破壞性。此時人有可能會變得非常的情緒化，傷害自己或傷害周遭的人，加上天氣很熱，情緒就很容易爆掉。因此，這時可回到內在自我觀照，通常自己是在面對哪些事情時，特別容易有情緒，也就是小暑需要養心之處。

　　養心一說：「心經不熱，咽不乾。」當心經被喝下的液體所滋養，心就會穩定，心穩人也會穩定，會比較好睡。心主思，心穩定、心明則神清，神清則身健，就不會有那麼多思想上的困擾。所以在小暑的時候，養生先養心，養心就要寧心養神，如果我們的心神是穩定的，沒有太多的懸念和掛念，就可以放下那些憤恨不平的東西，讓自己的喜悅開展，心就會比較穩定。所以要補好的水，滋潤心肺、解熱。

　　小暑養心不妨先減少喝冰水、改用溫水泡腳。怎麼說？小暑期間很多人冷氣吹得超級兇，當我們流汗後躲進冷氣房吹冷氣時，身體反而會更縮起來，特別是小暑，穿得少，容易導致身體毛孔堵塞，很多人會吹冷氣，然後四肢發冷，晚上就可以用溫水泡個腳。因此吹完冷氣又愛喝冰水，回到家又把自己浸泡在冰涼的水中，這樣反而會讓身體非常的疲憊，濕氣無法排出來，不如改用溫水泡腳可以讓過多的火氣被腎的水元素弭平。而在泡腳時，我們內在可以自我觀照；是不是我們希望有不錯的表現，或對外在的需求是什麼？或會不會自己沒有安全感？我們可以回頭看看自己的缺失與不足。泡澡時再搭配敲敲身體的側邊，鬆一鬆身體側面的經絡，可以增加膽識。

大暑

The Great Heat

節氣時令 12　大暑（7 月 23 或 24 日）
[一年最炎熱時期]

大暑三秋近，林鐘九夏移。
桂輪開子夜，螢火照空時。—【唐代】元稹

節令作物小百科：
【北部作物】有芹菜、越瓜、甘藷；【中部作物】有胡瓜、菜豆、芥藍菜、玉米、夏蕪；【南部作物】有夏蕪、番椒、番茄、土白菜。

　　大暑，是夏季最後一個節氣，也是一年之中最熱的時候。根據古代《曆書》記載：「斗指丙為大暑，斯時天氣甚烈於小暑，故名曰大暑。」《通緯·孝經援神契》：「小暑後十五日斗指未為大暑，六月中。小大者，就極熱之中，分為大小，初後為小，望後為大也」。

　　二期水稻開始插秧，若雨水不足，易發生乾旱，迫使休耕。若是颱風季節，往往會毀掉農民半年來的辛勞。農諺：「大暑大落大死，無落無死。」表示大暑下雨之大小，對水稻生長影響很大；「大暑滿田先」、「大暑不見青」則表示田中穀物皆應成熟收割完畢；「大暑要熱透，才有好年冬」，表示大暑之炎熱，並象徵四時運轉有其分。大暑要熱透才有好年冬，大暑若沒熱透就會有大水颱風。熱夠了，秋冬就有好收成。如果大暑不夠熱，會有很多大颱風。所以大暑天氣悶伴隨暴雨，溼度太高，蒸發到空氣中就會形成雷陣雨，如果這時候水太多，反而會收成不夠。

　　大暑如果滿天紅霞，代表颱風即將要來。大暑天氣熱不適合外出，大人小孩閒閒無事可做，數數夏天的雲，倒也很有趣，在水氣豐沛、四面環海的台灣，熱對流旺盛，天空中獨立可愛的雲朵，朵朵風中奔跑變成一大片蓬鬆棉花花海，甚至變為巨大的積雨雲、飛

鳥雲。一朵朵奇形怪狀雲布滿天空，天空中布滿趣味的想像畫，滿天的花海，日光映照午後廊道，午睡小憩過後，在陰涼處數著雲朵也是很避暑氣的樂趣。

習俗來由與意義

台灣有「大暑吃鳳梨」的習慣，這個時節鳳梨不酸，是最甜的時候，加上有「旺旺來」的美意，吃鳳梨正「得時」，還有抗發炎、助消化；大暑前後的民俗節慶，農曆六月十五日俗稱閩南人的「半年節」，有吃「半年圓」的習俗。龜山區壽山巖觀音寺曾舉行「觀音寺菩薩出巡遶境」活動，吸引許多信眾參與，活動包括：搓半年圓體驗活動象徵轉運，展現台灣人向前看的生命態度、打拚向前走的精神，以及感恩、惜福的傳統。

詩人鄭大樞的〈風物吟〉中，也描述「半年節」：「六月家家作半年，紅團糖餡大於錢；嬌兒痴女頻歡樂，金鼓叮嚀嚷暑天。」詩中「紅團」又稱「半年圓」，也就是現在的「湯圓」，半年圓是用糯米磨粉加紅麵搓成，「圓」是「圓滿團圓」，配以甜湯，表示「甜甜蜜蜜」，大多數是煮甜的，先拜神祭祖後再全家人食用，象徵團圓與甜蜜。

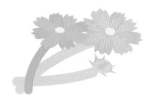

大暑，在台灣常出現哪些特別的諺語呢？

- 大暑有青粟（穀）無青米：北部一期稻作到此可收割。
- 大暑公（大暑在單數日）好年冬，大暑母（在偶數日）老鼠滿
  田走：以大暑日之奇偶日，預言二期稻作之豐收與否。
- 大暑熱不透，大水風颱到：大暑不熱即表氣候不順，會有水
  災或風災。
- 大暑熱不透，收成就不夠：氣候不順，預言收成不佳。
- 小暑大暑，有米也懶煮：天熱人懶，連三餐都懶得煮。
- 大暑吃鳳梨：是指大暑前鳳梨不酸，正是品嚐好時機。

養生飲食　　　　　　　　　飲食與自我觀照

中伏舒轉陽氣、重消暑排濕

　　大暑前後是全年陽氣最重的時候，又稱作「三伏」。三伏期間
陽氣充足，更容易透過外在的力量，幫助體內濕氣排除、舒轉陽
氣。敷用中醫的「三伏貼」，能緩解體質偏濕寒的症狀。像是鼻過
敏、經痛、氣喘、手腳冰冷、易感冒體質等，都是身體濕寒的症
狀。此外也可以透過日常飲食排除濕氣，像是四神湯、熟地茶、紅
豆薏仁茶，都可以幫助身體排濕。夏季將西瓜作為日常的水果來進

食是非常不錯的選擇，而且西瓜含水量較高，助消暑，荔枝、芒果雖盛產，吃久了對腸胃也會有負擔，切記，現在的水果很多改良過後很多都太甜，要適量為宜。

這時胃很怕涼，所以少吃冷飲。六月大暑吃仙草，活像神仙不會老。仙草非常消暑、紓壓，食用後身體可以比較清涼、好代謝，可以的話，不要加太多冰塊，因為仙草本身就已經夠涼了。

這個時候喝水怕快，因為太熱了，如果突然大量喝水易超過身體所能負荷，讓自己的身體負載不了造成問題，所以大暑水宜啜飲，我會隨身帶白開水，定鬧鐘提醒自己每半小時、一小時啜飲 500c.c. 的水，先含著滋潤整個口腔。特別是在外面烈日下工作時，如果需要至少 3 個小時工作時，就可能需要帶至少 2000c.c. 的水，每 30 分鐘喝一口或每半個小時喝一大口，含著、慢慢吞嚥。也是一種練心的方法，不會讓你的身體突然間多了很多水分，讓身體有焦慮感，也可以好好喝一些富含膠質的東西，像海帶水或昆布湯，可以慢慢喝。

記得大學時，我常用小白菜煮青菜豆腐湯，因為小白菜產量多，是當令且應急的菜。尤其颱風非常擾人，可能一段時間就會來一下，而這時節葉菜類大概 20 ～ 30 天左右就可以收成，不太受颱風影響。青菜豆腐湯可以讓身體的溫度降下來。豆腐含有的石膏能幫助退燒，可以治療過敏，降低身體發炎的損傷。所以這時節我喜歡喝青菜豆腐湯不加其他的食材。有時候把湯放常溫後再喝，沒那麼熱，喝下去身體就會有清涼和放鬆下來的感覺。

　　大暑消暑也可食用苦瓜降火，綠豆解毒，蓮藕、白蘆筍涼血又清熱。這時候除了蓮藕、白蘆筍，還有荔枝、黃綠秋葵、花椰菜，或是火龍果、洛神花當令盛產。洛神花閩南語叫「玫瑰茄」（Roselle），是植物界的「紅寶石」，喝洛神飲很利尿排溼，降低心血管疾病。

　　夏天吃太多生冷的食物，可以先包在有機盛產的紫蘇葉中，一口比較多油脂的食物，也可以幫助我們把陽氣升上來。台灣有很多的蔭樹子即是破布子，可單吃也可以料理食用，也是這時候盛產，加上酸梅、紅棗等紅色食物，或仙草、西瓜都很能消暑。

　　　　　　　　　　　飲食與自我觀照

身體排寒，是為了尋找心的納涼

　　大暑走到中伏前後，準備迎接秋天的氣息，大暑超級無敵熱，讓人很睏、不想動。很多人這時可能會情緒高漲，特別是暴怒，或因為心緒隱藏，其中可能也隨著地球溫度變遷，或當前時事、社會議題氛圍影響而擴大，因而引起很多內在心緒急躁。有些人面對這些會身體不適，可在這時做三伏天來調整身心。其實，身體不適除了可以先調養身體，另一方面也可以自我觀照，某些情緒出現時，常常是伴隨連結了哪些小劇場的對話？

　　一般身體調養，所謂三伏天在小暑、大暑時進行，夏天就先著手治療冬天的亞健康病根。伏就是伏邪，自然界在一年四時中六種不同氣候的表現，都有所謂六氣，即風、寒、暑、濕、燥、火，都會讓我們生病。這時候貼三伏貼，就是為了讓身體多餘的氣排泄。

　　我們可以說，大暑時身體很好的一個排泄器官就是皮膚，尤其頭皮，大暑時我們的頭皮很容易受到曝曬，會非常乾燥，甚至出油，所以著重在頭皮的保養，可以讓我們的頭比較舒服，有清透的腦袋。大暑的時候可以選擇適當方式排汗，有些人可能就會脫光上半身，讓自己吹到比較多的風，但流汗又吹風就要注意小心著涼。當頭腦清透，做情緒面的觀照時會比較輕鬆，此時大暑和小暑都是

走小腸經，跟我們對外在的印象有關。外在的印象對我們來說是什麼？人的觀感跟想法很容易造成影響我們對自己的觀點，所以頭清目明很重要，能透過清澈明白的心理解那些我們的形象是透過外在印象而形成。

　　大暑節氣重在養心，適應外在的環境，也是大暑時心智的鍛鍊。這時候的熱，是讓我們能夠回到定心，你也許會發現，夏天是在練我們的脾、腸子，還有我們的心，是不是能夠為自己而穩定。

　　雖然處暑前很熱，但大暑是夏天氣溫的最高峰，溫度非常的強烈。我很喜歡在白天的時候，趁著大太陽，把棉被曬一曬，讓這個節氣的溫度，太陽的香氣，曝曬在我們的被褥上的時候，會讓你覺得，連晚上睡覺都有一種被陽氣滿滿包圍的溫暖舒適感。

　　身體會覺得有寒氣，是因為累積在體內的情緒毒素，造成身體阻塞所致。這時可觀照自己的內在，探索哪些情緒，是來自我們看到別人後，產生想模仿或學習別人的想法，因為此心緒的起伏，所以身體起了阻塞。大暑最重要的課題是，要看見你對自己的印象是什麼，然後做自我印象的肯定。因為接著下個季節得準備收攝陽氣，進入到比較養陰的能量。

　　觀照時，放在覺察內在有哪些已經不再適用，對自己沒有好處的信念，只要一想到這個信念，會讓你覺得非常的無助和無力的那些情緒，就讓它像大腸功能一樣，將情緒正常代謝。

　　我們不用一種可憐的劇場模式，要別人可憐我們。如果當下以那種「我是可憐的、我需要被別人同情」的角度去被看見時，而表現出可憐的自我，我們就無法接受自己生活中很多的變動與可能性。所以有情緒的時候，我們可以試著瞧瞧身體的情緒點，有時候，只是瞧瞧身體比較阻塞的地方，然後感覺這個地方的感覺是什麼，告訴我到底是哪些情緒？提醒我們，這個地方可能受委屈了，有一點不舒服，而哪些是我們自己仍然有信念需要被強化的部分？心有時候是很壓抑的，人是需要出口的，所以它必須被釋放。

　　從這些信念擷取其中有營養的部分跟自己說：「對，我已經做得很好了，所以我可以再努力，再多做一點點什麼。」然後跟自己說：「嗯，我這個部分是沒有問題的。」當我們給自己俱足的正氣時，正如脾臟有陽光照耀，就不會讓自己這麼精神不濟或疲累。正如太陽獅子穩穩的恆定發光發熱為自己閃耀，而非當苦情病貓。

　　讓自己透過身體的照顧，再一次回到心。當我們的心知道我是

宇宙最重要的人，就能夠同理並先照顧我自己，這是很重要的事。同時，不論何時何地都可以運用靜心的方法，當自己再一次遇到這些情緒考驗時，可以隨時拿出來運用度過當下的困擾。

《逸周書》時訓篇記載：「大暑之日，腐草為蠲，又五日，土潤溽暑，又五日，大雨時行。」大暑時有很多螢火蟲，在台東金崙，大暑時節我最喜歡在外面乘涼，夏夜晚風，把整個午後的暑氣吹散。每天都很期待日落後，月亮上來的時候，晴朗無雲的天空就會變成滿天星斗，甚至可以看到銀河，因為住處旁就有清澈的河水，也有螢火蟲點綴美麗的夏夜，天上有星空、地上有火金姑，那是令人非常享受的回憶，常常在躺椅上都會舒服得不小心睡著。

Chapter 3

秋

立秋、處暑
白露、秋分
寒露、霜降

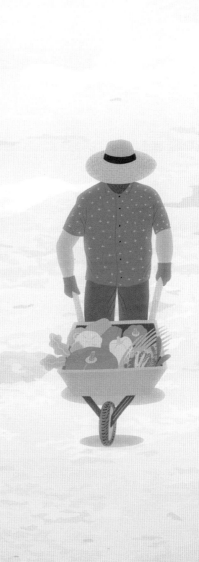

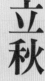

立秋

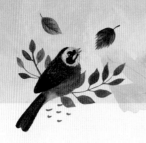

The Beginning of Autumn

節氣時令 13　立秋（8月7或8日）
[立秋得馨，天地始肅]

夜茶一兩杓，秋吟三數聲。
所思渺千里，雲水長洲城。－【唐代】白居易

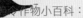
令作物小百科：

【北部作物】有烏豆、白豆、大蔥、大豆、芹菜、花椰菜、甘藍；【中部作物】有茄子、番茄、芹菜、芥蘭菜、甘薯；【南部作物】有芥菜、甘藍、玉蜀黍、甘薯、菴瓜、越瓜。

太陽過黃經 135 度，秋季第一個節氣是「立秋」。大自然變化向來循序漸進，立秋意味陽氣漸收，陰氣漸長，是陽盛逐漸轉變為陰盛的時節，自然萬物開始從繁茂成長，走向成熟甚至蕭瑟。

立秋仍在暑熱，尚未出暑，要到秋季第二個節氣處暑才出暑。所謂熱在三伏，立秋後還有一伏的酷熱天氣。按照三伏的推算方法，立秋這天仍屬中伏期間，也就是酷暑還沒離開，真正的秋意要到白露節氣後。不過，立秋這天，也代表夏天的結束、秋天的到來，天氣會愈來愈涼爽。

台灣這時候正逢二期水稻插秧盛期，農民們必須趕在立秋前後完成插秧的工作，若來不及，可能會使稻作成長末期遭逢低溫，影響稻穀的充實度，進而收成不足。所以農諺古云：「雷打秋，對半收」、「雷打秋，稻仔像嘴鬚，甘藷像泥鰍」，意指秋天打雷對農夫並不是個好消息。

節氣小字典：中伏

中伏，指夏至後的第四個庚日，是三伏的第二伏，一般為 10 天，有的年份為 20 天，是一年中天氣最炎熱的一段時間，故有「熱在中伏」之說。每年入伏的時間不固定，中伏的長短也不同。當夏至與立秋之間出現 4 個庚日時，中伏為 10 天，如果第五個庚日在立秋之前，那麼中伏就需 20 天，俗稱兩個中伏；若在立秋之後，中伏就是 10 天。

何謂庚日？中國古代流行「干支紀日法」，以 10 個天干與 12 個地支相配而成 60 組不同的名稱來記日，並以此循環使用。每逢有庚字的日子叫庚日。庚日的「庚」字，出自「甲、乙、丙、丁、戊、己、庚、辛、壬、癸」，10 個天干中的第 7 個字，庚日每 10 天重複一次。

習俗來由與意義

農曆七月七日的七夕，這是一個浪漫故事結合星辰的信仰，稱為七夕情人節，是古老民間傳說，敘述銀河旁兩顆明亮的一等星的神話：牛郎與織女因戀愛而怠於工作，被罰分居銀河兩岸，只能一年一度在鵲橋相會。在不同的地區，這個故事也有不同的版本流傳，主要是勸農勸織，戀愛之餘，也不要忘了工作。

七夕有乞巧的儀式，在月下設香案，備針線、瓜果、鮮花之類，向牛郎、織女雙星乞巧。七夕在台灣也是七娘媽誕辰，稱為「七娘媽生」。七娘媽就是七星娘娘，為護佑兒童的守護神。

立秋，在台灣常出現哪些特別的諺語呢？

· 六月秋，快溜溜；七月秋，秋後油：如果立秋在農曆六月，
漁業會比較早結束；如果立秋在七月，天氣將持續穩定，漁
業會較晚結束，漁民收入會較多。

· 雷打秋，年冬高地半收，低地水漂流：立秋日打雷，預言二期
稻作將歉收。立秋最忌諱打雷。

· 一天落雨一天涼：立秋後，若下雨，預言氣候將漸冷。

· 立秋無雨最堪憂，萬物從來只半收：立秋不下雨，預言年收穫
將堪憂。

· 七月雷聲七分飛：七月打雷，代表將有東北季風。

養生飲食　飲食與自我觀照
首重收斂、補氣

　　秋天重視養肺，肺也養皮膚、呼吸道，所以這時候比較容易會
有一些皮膚容易癢或乾燥。因為肺屬金，金元素有肺和大腸，互為
表裏，很適合早睡早起。不過立秋在台灣還是很熱。我們常會說秋
下一心愁，只要有心字在下面的，其實都象徵愁苦，比較有內在情
緒的情況。多事的秋更是愁上加愁，悲傷容易傷肺，所以這時不適

合吃太甜或太燥的食物，會影響到肺的燥，秋天解鬱悶很重要。

《黃帝內經》記載：「秋三月，早臥早起……收斂神氣，使秋氣平，無外其志，使肺氣清。」中醫認為秋天是收的季節，人應該順應自然，放緩腳步、早睡早起，尤其現代人生活緊張，壓力大，適逢萬物沉潛、收斂，此時應平緩情緒。所以秋天的養收之道，先養陰氣，接著收斂以準備休養生息，用藏來溫養我們整個臟腑，走膀胱經。膀胱是我們排泄的器官，必須先淨化清理這些通道，才能好好存放滋養。

當令食物有芋頭香甜、淡雅桂花茶，能帶來比較舒緩的香氣。而這時節盛產的龍眼，也可以補氣、滋養身體。澎湖也盛產牡蠣，蚵仔煎非常有名，肥嫩的蚵仔含有豐富的鋅元素，也能補氣，讓心情變好。山粉圓也非常利濕、解毒和清熱。

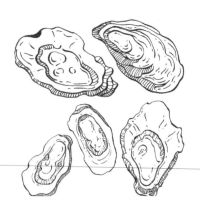

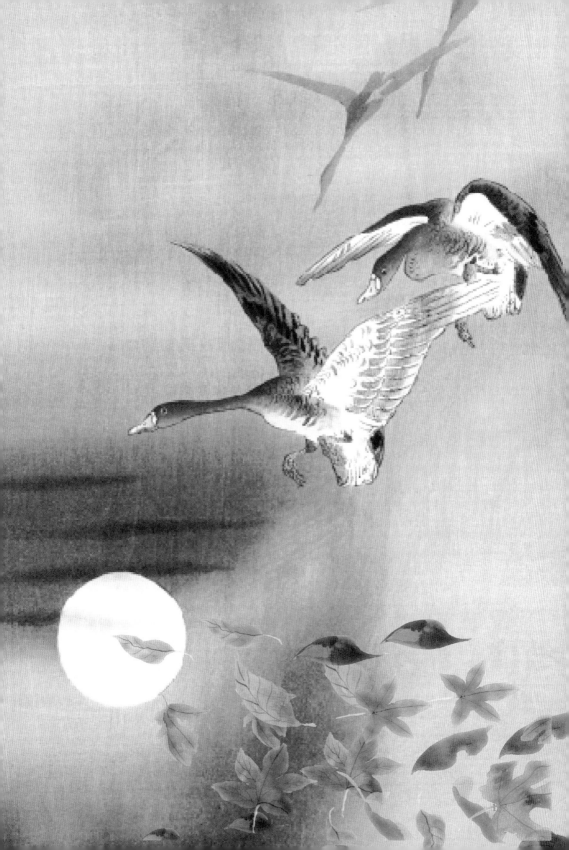

自我觀照 ▷   飲食與自我觀照

身心排毒，從感謝自己的擁有開始

　　剛結束暑氣，此時我們準備要把陰氣存放起來，這時可以滋陰。秋天很需要伸展筋骨，讓體內的氣得以抒發，因為氣蓄積在體內容易影響脾胃的吸收，否則到了冬天就容易消化不順，而春天又會氣血不足。悲秋易傷肺，秋天是比較容易引發脆弱鬱悶的深層情緒，如果平常沒有觀照，這時候會很忙碌，所以你會需要斷捨離很多的情緒──那些你還糾結著的情緒。

　　秋天養肺，脾為肺之母，再一次使我們回到對自己的期許，從大暑開始，我們就練習放下那些不再需要緊抓的情緒，而立秋節氣便要開始整理你的穀倉，請溫和的對待自己。

　　比如說，有人習慣的憋尿，導致尿道沒有彈性伸展，因此發炎僵固，意味著此人個性嚴肅，容易在某種情感上執著耽溺，有種捨不得放下的緊抓，也會有很多的舉棋不定、壓抑逃避、過度敏感，或縱容自己的狀態。

　　不管你觀察到自己有哪種固著的情緒，這時候就需要來點像秋天的氣質，放下那些不適合，讓葉子落下，給予新生的空間。秋天是需要溫和滋潤皮膚和肺的時節，正如秋收，我們要收納的穀倉也需要做一番整理，才能好好安置要收藏的東西，穩定平靜的養氣，

去平衡和容納。

　　請先從感謝開始，落實在每一天的生活。感謝自己還有水可以喝，還有工作可以支持每月的生計。這樣的小確幸，會讓我們的脾臟獲得光芒，脾臟被滋養了就會補肺。

　　透過感謝，當悲傷被滋養，會讓那些不屬於自我的情緒、人事物退到背景，這時請專注在想成為的自己上，回應自己一個自我期許，而非落入批判自己、否定自己的戲碼。立秋，是一個很好的時間點，回到自我，讓我們從安穩養肺的秋天，有個安靜與感謝自我的心，是好的開始。

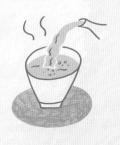

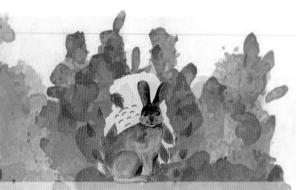

處暑

The Limit of Heat

節氣時令 14　處暑（8 月 23 或 24 日）
[氣候變涼，暑天終止]

蟬聲聞夜溜，山氣見朝隮。
處暑餘三日，高原滿一梨。－【宋代】王之道

節令作物小百科：

【北部作物】有芥蘭菜、菜豆、八月豆、甘薯、高麗菜；
【中部作物】有茄子、番茄、八月豆、落花生、大豆、花
椰菜；【南部作物】有甘藍、花椰菜、落花生、大豆、萵
苣、甘薯。

　　《月令七十二候集解》：「七月中，處，止也，暑氣至此而止矣。」當我們來到「處暑」，表示夏暑真的要結束了。三伏天氣已過，接近尾聲，所以稱「暑氣至此而止矣」。夏暑已接近尾聲，俗諺説：「處暑十八盆」，意思是連續 18 天流汗需要沐浴。中國有「處暑寒來」的諺語，處暑之後，暑氣雖然逐漸消退，還會持續一段熱天，所謂「秋老虎，毒如虎」。另外，有句俗諺云：「七月八月看巧雲」，意思是說隨著氣溫逐漸下降，處暑後秋意漸濃，降雨稀少變得乾燥，天上的雲朵也疏散了起來。

　　處暑常剛好在農曆七月，一般人會減少亂跑，山上或海邊都盡量避免。不過，處暑的雨也令人舒服，因為這時候是秋颱季節，雨水和夏天相較起來，顯得涼爽許多、溫度也更舒適。

　　此時台灣二期稻作進入孕穗期，非插秧適期，作物最怕雨水過多，像秋天偶爾颱風來襲，就會使農作物虧損。然而若處暑不下雨，到了白露就會萬物空、生長不足，所以沒雨也是不行。

習俗來由與意義

中國福州處暑有個習俗，老一輩的人喜歡剝一碗龍眼混著稀飯食用，吃龍眼配稀飯；另一個習俗是煎藥茶，自唐代開始盛行，處暑期間煎涼茶，茶微苦，入秋吃點「苦」，可清熱、去火、消食、除肺熱。還有一個習俗是喝酸梅湯，俗諺云：「處暑酸梅湯，火氣全退光」，剛好適合處暑的暑氣未散時飲用。

在台灣，處暑民間逢慶讚中元民俗，從七月初一起，就有開鬼門的儀式，直到月底關鬼門止，都會舉行普渡布施。

處暑，在台灣常出現哪些特別的諺語呢？

- 處暑，會曝死老鼠：此時天氣酷熱。
- 紅雲日出生，勸君莫出行：日出時有紅雲，表示有颱風，此時不要出門遠行。
- 七月半鴨不知死：原意指鴨子養到農曆七月長大，會宰來普渡，後來比喻世人不知死活。
- 處暑若逢天下雨，縱然結實亦難留：這天若下雨，農作物就算長成，也容易無法收成。

春生夏長秋收冬藏，秋天應該收斂陽氣，此節氣適合進行輕緩適量的運動，可以促進血液循環、增進新陳代謝，因為過量的運動會消耗陽氣。處暑還有一點濕氣在外在，這時走膀胱經，仍以養肺為重心，並減少秋燥，進行體內保溼同時潤腸，可以幫助我們代謝身體廢物及情緒毒素，讓緊抓不放的情緒離開。大腸和肺互為表裡，當大腸被清理，我們的肺也會被滋養。

　　如果身體水分較多，可補充一點膠質食材，如昆布、海帶，或野菜如紅鳳菜、皇宮菜、川七，這些菜有很多膠質，可以幫助代謝。另外有很多葉黃素的水果像奇異果，俗稱獼猴桃，也可以促進體內膽固醇代謝，對眼睛也很好。

　　台東最近超紅的食物叫木鱉果，俗名刺苦瓜，富含大量葉黃素，可保養眼睛，也有人叫它來自天堂的水果，含有大量的茄紅素，其茄紅素含量是番茄的 25 倍，β- 胡蘿蔔素含量是胡蘿蔔的 3 倍，可預防眼睛的黃斑部病變，還有豐富的膳食纖維可以促進腸胃道的健康。木鱉果護心又防癌，能預防男性的攝護腺癌，跟奇異果一樣，也能降低血液中的膽固醇，減少血管硬化，當身體出現這些狀況，也是在提醒我們的內在是否過於頑固和僵化。木鱉果的果實可以拿來煮湯，或是打果汁，在台東很多人會加金桔檸檬，或跟當季盛產的鳳梨，再加一些蜂蜜一起調味來飲用。

　　花椰菜有很多膳食纖維，也是當季盛產的食物。處暑時，我最常收到外公種的八月豆，是一種豇豆，也常常在台東的路邊看到有人蒸落花生，還有此時的高接梨也有助於清熱，上述這些都是能清腸胃的當季盛產食物。喝點枸杞菊花茶也是養氣清腸補肝、滋養眼睛的好幫手。

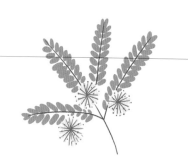

自我觀照

將注意由外轉化讓自己平衡

飲食與自我觀照

　　處暑暑氣慢慢消退，午如夏、夜如秋，中午酷熱，晚上開始有點涼，熱涼交替。天氣變得比較乾燥，容易影響皮膚，變得敏感。肺是無條件愛自己和被愛的中心，當我們每次呼吸，吸進純淨氧氣、吐大氣放鬆，透過健康的氧氣，進到身體的肺泡，進行氣體交換，在動靜呼吸之間，我們會觀察到很多自己的內在以及身體的變化。練習再一次回到我們的心吧！心肺是一個整體，我們要去看見、不去批判，讓需要離開的內在陰影可以鬆開、放下，而非在處暑時猛嘆大氣。

　　不管我們接收到什麼樣的空氣、什麼樣的外在信息，肺都得接收、吸收，比如說住在工廠附近，你還是得呼吸，吸收進來的氧氣會滋養、充滿我們的肺泡，讓我們身體得以生存，所以活著呼吸也在考驗我們的真實，我們吸收進來的「印象」是否能「真實」的支持到下一口呼吸，還是讓我難以呼吸。

　　我們每個人都不同，所以每次都要好好的呼吸、在練習呼吸的過程，我們能去包容和接納每個人的不同，然後把內在的平衡先放在自我調整上面。有時候，會不太願意或不敢接受別人對我們的好，是不是在提醒著我們內在有匱乏感，覺得自己不夠好、不值得

接受呢？

　　當透過呼吸自我觀照，我們可能會慢慢發現，我們所見的都是自己，這個世界沒有別人，我們不喜歡的人事物，都是我們內在自我投射出來的情緒。我們討厭的部分，譬如：不喜歡別人太脆弱、太多情緒，我們不想看見的是自己的這些情緒，以及不容許自己犯錯。此時著重的膀胱經也和水元素有關，我們得反問自己，為什麼我們對自己的情緒有所批判，只要再一次回到自己的內外一致與平衡，就能夠聽見我們對自己的批判聲，反過來看見自己，允許自己減少對自己的批判，允許自己接納自己，保持彈性。

　　隨著暑氣慢慢退散，秋天需要我們有更多的彈性，所以這時候記得讓自己多保持一點彈性。今天我可以剛強，同時也可以柔軟，可以脆弱、也能剛毅，就像膀胱能保持它的彈性，不會憋到發炎出現不舒服的狀況。此時也是太陽進入變動的處女座，既然是變動式星座，我們就能因應所有的一切，兵來將擋、水來土淹，以策略的方式因應，把自己打造出具有持久與穩定的身心彈性力量，那麼面對外在的壓力，回到我們的內在時，就能轉化成我們自己的力量。我們也需要從看見外在人事物的樣貌，來彈性地滋養我們的內在。當你不管看見什麼，都覺得自己很閃耀時，就可以讓暑氣令人煩躁

的部分，慢慢地停下來，回到我們的心，讓平靜之光滋養我們的心肺，並感受與節氣同在。

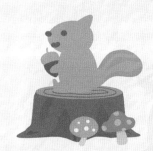

白露

The White Dew

節氣時令 15　白露（9 月 7 或 8 日）
[天氣轉涼，地面水氣結露]

白露收殘暑，清風襯晚霞。
綠楊堤畔問荷花，記得年時沽酒，那人家？
－【宋代】仲殊

節令作物小百科：

【北部作物】有鬥菜、花椰菜、胡瓜、菠菜、甘薯、萵
苣、番椒；【中部作物】有花椰菜、菠菜、蕪菁、萵苣、
番椒；【南部作物】有荷蘭豆、白菜、芥菜、落花生、大
豆。

　　白露在台灣算是秋天真正的開始，天氣由夏熱轉成秋涼，水氣遇冷凝結成露，二期水稻值孕穗期，早植稻進入抽穗期。「白露南十日九日濕」，表示天氣漸涼，若刮起南風則易降雨，南風來自海洋，會帶來海上的溼氣。

　　白露北風起，之所以用「白」，是因秋天養肺，肺屬金，金元素屬白色。早上的露珠是在樹葉或是草上凝結，結成一層白色的露水，就像珍珠般的美麗，因為金屬白，所以就叫白露。這時候所有萬物慢慢陸陸續續減緩生長，天地之間也開始變得蒼涼、更蕭瑟。

　　自然界的動物們逢氣溫變化，內在都有著相似的律動，就是順著動物本能，開啟遷移的旅程，或開始囤積冬天的糧食。那麼，我們迎接秋天，該做些什麼以順應時歲的變化呢？在台灣，白露，走入秋天，大口吃著張揚的味濃秋食秘菜，迎接秋風的到來，秋天熟悉的味道，是一滴秋露入食的風味。

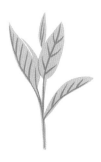

習俗來由與意義

中國農曆八月上旬的祭典，在古代有一項全國性的祭奠：仲秋上丁日，祭先師孔子。古代祭孔分為春秋二祭，分別在仲春、仲秋上丁日。這裡的上丁日，是指該月第一個丁日，依古代干支計日，每 10 天遇一個丁日。

在台灣，白露節氣和柚子產銷有關，是柚子的採收時間點。花蓮農改場助理研究員劉啟祥指出，早期農業技術不發達，農民會依照節氣採收農作，認為沾過「白露水」的柚子才會好吃，因此集中在白露和白露前幾天採收，這樣的做法也一直流傳至今。

台灣的農曆八月處處桂花飄香，麻豆的文旦、新埔的紅柿上市。文旦是一種改良後的品種，台南麻豆改良成功，又稱為「麻豆文旦」，麻豆地區有很多文旦樹樹齡超過 30 年，算是老欉中的老欉，生產出的文旦，肉細緻多汁，深受大眾喜愛。

白露，在台灣常出現哪些特別的諺語呢？

- 白露水，卡毒鬼：白露雨水有點毒。

- 白露大落大白：白露日下大雨，二期稻大部分會出白穗。

- 八月八落雨，八個月沒乾土：農曆八月八下雨，預言將有八個月下雨。

- 白露雨，寒露風，卡勝過三界公：白露一天比一天冷之外，

白露這一天如果下雨的話，寒露就一定會起大風或颱風，這可是比管天、地、水的三界公還要準的氣象預測。

· *白露秋分夜，一夜冷一夜*：若是白露日下雨，下一處，壞一處；如果白露後一天比一天冷且還下雨，就會雪上加霜、冷上加冷，很多作物都會辛苦生長。

· *白露勿露身，早晚要叮嚀*：這時候已經不適合穿短袖。

養生飲食 飲食與自我觀照

秋天飲食著重潤肺

這時候的風開始吹，氣候開始有點不太一樣，比之前更乾一點。所以這時候很容易會有呼吸道跟皮膚的狀況，需要注意保養，這跟處暑有點像，但這時候更明顯的是乾燥的感覺更多了。

台灣北部已經開始需要早晚搭一件薄外套，或多帶一件衣服。這時候身體需要一些食物的滋養，九月通常是盛產芥藍菜，芥藍菜有豐富的維生素，是綠葉甘藍的一種，綠葉甘藍、甘藍菜都有比較豐富的水分能利水化痰、解毒怯風、促進腸胃蠕動，降膽固醇、下虛火、止牙齦出血。

此時盛產龍眼，有人說「白露吃龍眼，一顆頂只雞」，龍眼能滋補我們的心與健脾益氣。在後面幾個節氣介紹，你會發現龍眼在我們的生活，包含冬天補氣，福圓能生子生孫中狀元，還有很多圓

滿的祝福在其中，對我們的心，以及四季都要保健的脾臟來說，是很重要的食物。

秋天主「肺」，「肺」主皮毛，秋天季節轉換，天氣比較乾燥，皮膚容易變得乾燥敏感，台灣相對大陸型氣候地區，溼度較高。皮膚敏感者若沒有適當補充水分，就容易出現口乾舌燥、皮膚脫屑等症狀，這可能是身體缺水的徵兆，中醫稱為「秋燥」，加上氣溫開始下降，辛辣食物要適量食用，以免加重身體的燥。

這個時候盛產文旦、紅柚，所以來一點蜂蜜柚子茶或將盛產的柚子煮成果醬，拿來泡茶可以滋潤肺。而食用一些紅柿子也可以幫助清理腸胃、開胃、消痰止咳，潤心肺，甚至可以舒緩因為秋天太乾燥而引發的瘡、痢疾。

蓮子根據《本草綱目》記載：「交心腎，厚腸胃，固精氣，強筋骨，補虛損，利耳目，除寒濕」，因為它是白色的食材，能滋養肺氣，富含天然 B 群，可以滋養肺氣，是一個紓壓情緒很棒的食材。這時候還盛產一些菜豆或大豆，還有韭菜花、菱角、茭白筍，以及甘甜的金山地瓜。這個時節吃胚芽米也可以養整個五臟的氣。所以在白露時節，我就喜歡喝菱角排骨湯補身體的水，解燥熱，讓自己好好潤秋肺。

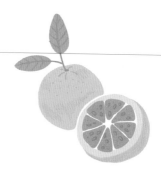

自我觀照 ↓　　　　　　　　　　飲食與自我觀照

保暖身心、伸展，照顧你的腎

　　秋燥反映在身心，可先觀察自己的身體情況及需求。由於秋燥很耗損津液，即身體的液體，特別是嘴唇，會明顯的感覺到乾，這時候水分的補充就很重要，包含喝水，或讓自己身體的含水量提高，可用護唇膏、皮膚滋養霜，注重皮膚保濕，可提高皮膚天然屏障與體內液體代謝的能力。

　　肚臍和脖子是身體對於溫度變化較敏感的部位，女性的肚臍接近子宮，若受風，沒做好保暖，容易出現經痛、更年期不適等症狀。腿部的保暖可以促進全身的血液循環。我們在做腳底按摩時可以知道腳有很多反射區，特別是很多水元素的反射區域在腳底，所以晚上用純溫水泡腳，除了溫暖身體也可以讓身體放鬆。但這時候天氣有點微涼，要記得在旁邊放一條毛巾，才不會讓自己因流汗吹風而著涼。

　　如果有上述情況，意味著你可能有接受和給予的內在課題，也是我們這個節氣觀照的重點。因為白露和腎經有關，腎是我們跟外在之間的平衡。在白露時可以思考一下，是不是我們可能給別人太多了？或不太願意給予別人支持，或有時候我們在對別人付出關愛

後，我們可能收太多或不敢收下別人對我們回應的關愛。這些平衡也是白露時節的重要反思。在每個呼吸之間去感覺，我是不是放鬆的？在關係的給予與接受上是不是自在的？如果有不自在、不放鬆的感覺，可以透過吐氣的方式，吐掉這份緊張和緊繃，找個賞心悅目的地方吞吐純淨的氧氣。因為到了冬天要開始養腎氣，所以秋天把肺養好，冬天這個議題才不會困擾我們。

所謂能睡就睡，可以幫助我們正視這些舊情緒或舊關係，哪些部分已經不再適用，這個秋天會透過我們的呼吸，在身體代謝後離開。能睡就睡，可以讓身體的氣走養收之道，蠻多人會在秋天栽種結球類的食物，像是白蘿蔔、胡蘿蔔或結頭菜，集養收之氣。讓可以被保養的部分好好的保留，代謝掉那些不再需要的。有事沒事，睡了沒事，如果有人怕冷，也可以在睡前穿薄襪子保暖，只要腳、腰或下腹保暖，身體就暖了。

白露也很適合坐姿體前彎的動作，就是坐著把手往你的腳背前伸，然後扳住腳底伸展腰背。它可以加強我們的腎經，腰是屈身的關鍵所在，也象徵我們的腎（筋）能屈能伸，同時強健筋骨。

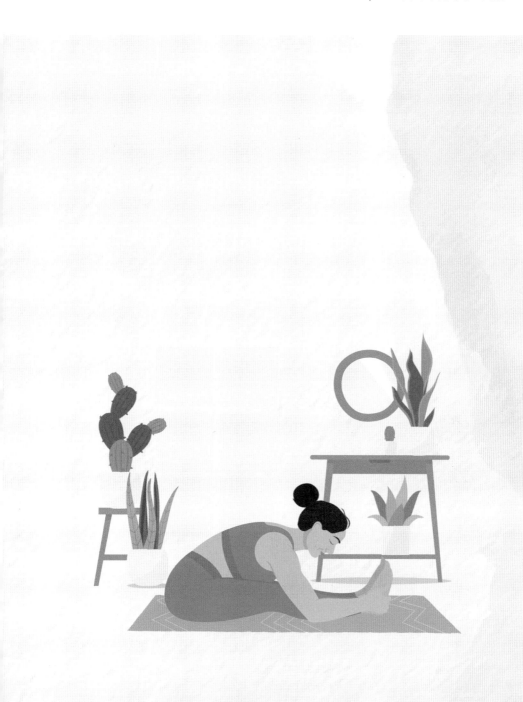

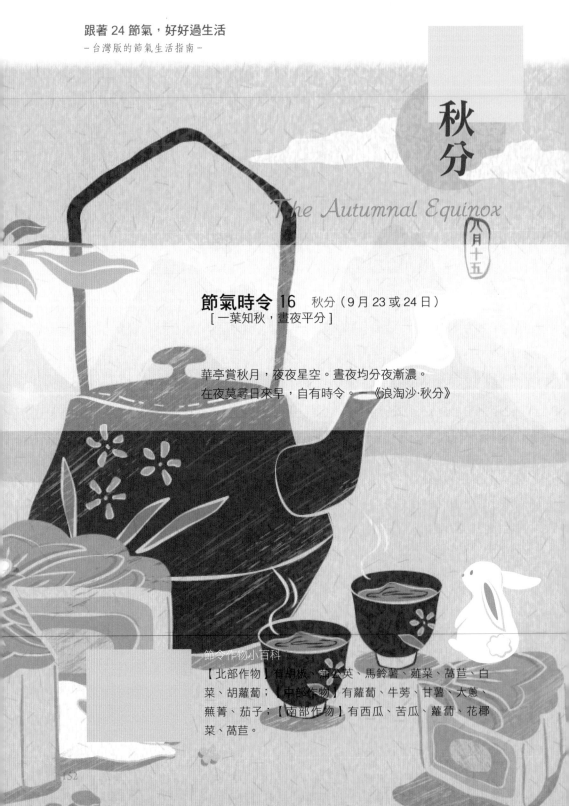

秋分

The Autumnal Equinox

八月十五

節氣時令 16　秋分（9月23或24日）
[一葉知秋，晝夜平分]

華亭賞秋月，夜夜星空。晝夜均分夜漸濃。
在夜莫尋日來早，自有時令。──《浪淘沙·秋分》

節令作物小百科
【北部作物】有胡椒、蒲公英、馬鈴薯、蕹菜、萵苣、白菜、胡蘿蔔；【中部作物】有蘿蔔、牛蒡、甘薯、大蔥、蕪菁、茄子；【南部作物】有西瓜、苦瓜、蘿蔔、花椰菜、萵苣。

秋分是一年之中陽消陰長的開始，直到年底陽氣漸降，陰氣增長，萬物走向衰落。天地陰陽的消長呈現出熱氣降、寒氣生的現象。「秋分暝日對分」，從此開始晝間漸短，夜間漸長，「秋分」是啟動下半年日消夜長的變化轉折點，代表「夜從今夜長」。這一天太陽直射地球赤道，日夜剛好均分，之後太陽直射逐日南移，北半球白天漸短，黑夜漸長，直到冬至。此時台灣二期稻作已到抽穗末期，早植稻進入成熟期，「好中秋，好慢稻」，預告未來幾個月的水稻收成是否豐欠的徵兆。

天地秋「收」的精神是人間秋天養生的重要啟示。春夏耕耘的作物到了秋天要收割。要用什麼心來收割呢？從芒種走到秋分，你在心田上種了什麼？此時秋分，長出什麼？你要用什麼來收割呢？

秋分，來到一年節氣歲時韻律的下坡，距離年底只剩四個月，很容易引起心理焦慮。如果我們在秋分，沒有辦法感謝自己過去的付出與收受，容易糾結在一種自己演出的悲劇狀態，對別人、對世界會有很多不安全感和焦慮。

古代秋天其實都是將軍們要出戰的時候，因為可以清點你有多少的兵力，所以看見自己蘊藏很好的兵力也是不錯的嘗試。適時接納與順應歲時之道，感恩來到面前的環境變化，也是一種歲時感恩與智慧的學習。

習俗來由與意義

古代帝王在春分祭日、夏至祭地、秋分祭月、冬至祭天，以祈求國泰民安。秋分與月亮有深切的關聯，也與月亮陰晴圓缺的意義有關。秋分天氣逐漸轉涼，如果有機會不妨品茶賞月，聽銀杏秋葉絮語，享一方秋日蕭瑟與安適。

中秋之所以成為節日，除了農產豐收，更重要是月圓的幸福象徵。古代遊子歸家難得，一年之中，透過約定的一些節日，全家團圓，與所愛的人相聚。過去中秋有「拜月娘」的習俗，也說是太陰娘娘誕辰，在普遍性拜月娘的習俗外，月神也是深具民間信仰的崇拜之一，所以這天也拜月神。

在秋分前或後，以前有秋社祭祀土地神，現在中秋日也拜土地公。台灣在中南部可以看到各處田頭豎立著「土地公拐」，用一根竹枝豎立於田頭或中田，上頭繫著土地公金，用以禮謝土地，祈求保佑，為古社祭的遺跡。

秋分，在台灣常出現哪些特別的諺語呢？

- 秋分天氣白雲多，處處歡聲歌好禾；只怕此日雷電閃，冬來米價貴如何：秋分日天晴占豐年，打雷則預言將歉收。
- 月半看田頭：此時二期稻作好壞已可以看見。
- 早冬雨：一期稻作要靠春雨灌溉，二期稻作則賴露水滋潤。

- 秋分白雲多處處：説明秋分的天氣白雲多，所以秋分天氣通常蠻不錯，沒有夏天的熱。
- 此日雷電閃，那冬來米價會如何：如果説秋分打雷閃電，會影響作物收成變少，米價就會變得非常昂貴。
- 秋分之日，雷乃始收：秋分之日，雷神已收工。

養生飲食 ⇩　　　　　　　　飲食與自我觀照

潤喉、去秋燥

　　這時候的桂花很香，通常我會把它跟荸薺、百合、豆腐一起拿來燉肉。這時候也有白果，可以加銀耳煮些甜湯滋養肺、山楂能減緩焦慮；這時候直接吃水梨也很好，解乾、癢、痛或啞的喉嚨；若做冰糖水梨，能滋養肺，止咳化痰；如果跟蜂蜜一起煮成梨膏或水梨蜂蜜汁，能清燥熱肺以及久咳的部分。此時的蓮藕、檸檬，也比較滋養肺、有水分可以潤喉去燥。這時候的山藥也非常肥美，特別台灣原生種的台北雙溪山藥，秋分時節也盛產，拿來燉湯或做成甜品超潤肺與腸胃。黑芝麻也能滋潤我們的肝腎和腸。有云：「中秋前是公蟹膏，中秋後是母蟹黃」，所以此時蟹正肥美。

　　秋分和春分一樣，陰陽各半。秋分象徵秋天已經過了一半，白天和黑夜一樣長。秋分之後，夜晚開始又慢慢變長，陰氣開始漸重。秋分很多地方有豐收節的慶祝。春分和秋分都是很好節慶日，國外在秋分這天，很多地方有豐收祭儀，是一份感謝的象徵。而這個節氣的自我觀照重點在，檢視自己今年願望清單的執行成果，從自我感謝中，去發現沒被照見的信心。我很喜歡在秋分的時候，觀照春分時的許願版，或回顧曾在春天對自己許的願、自我期許。然後，看它是否達到我心中的平衡？

　　秋高氣爽，適合出遊，帶著感恩的心情去看雲，滋養我們對自己的感謝。此節氣與內在平衡有關，給予自己的愛和從自己這裡接受的愛；在腎經的議題上，重視外在的關係，也著重和自己關係的平衡，而外在關係常反映了我們自己和內在的關係。

　　所以此時我們看著自己，再一次感謝所有的一切，讓我們來到了秋天，感謝外在所遇之人事，以及內在的所有情緒起伏。秋分時小蟲們也再一次要準備進到土裡冬眠，等待來年驚蟄雷鳴時再出來；這時候說的平衡，是指面對所有的事情都需要處在「不過度反應」的狀況，對某件事、某個人、身分，不過度認同；因為當我們

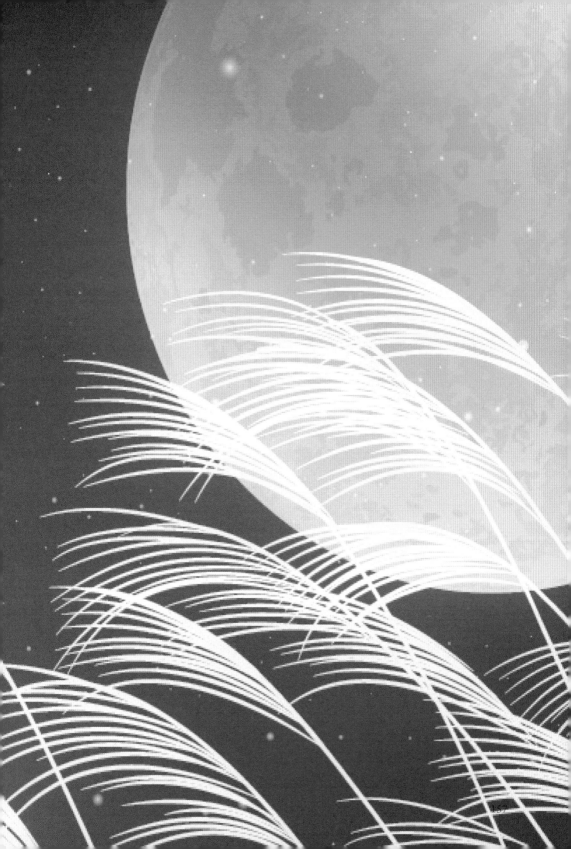

過度認同某個身分，比如說我是老師的身分，我就容易執著在老師的角色與立場。

秋分和春分一樣，要能找到中庸之道，找到情緒失調的狀況。我們是一個存在體，在萬事萬物之間，所有的事情我們都要感謝和感念能遇見而不去評斷好壞與對錯。星象上，此時太陽星座走到天秤座，天秤座是一個需要找到自己內在支點的星座。

所謂中庸就是當我們越平穩的去接納跟照看，不過度認同某個角色，如：我不過度認同我是魯蛇；我不過度認同我只能是成功且不許失敗；我不過度認同我得是標準情人；我不過度認同別人眼中看見我是好好先生，那我們就可以成為真實的人。那這個平衡與對稱就是自己的支點，有支點就能找到支持自己的穩定。所以「自己的燦爛，更勝於社會評價的負擔」，這是小男孩樂團的歌曲〈認同感〉裡的歌詞：「追逐普世價值的認同感，只是讓你更平凡，用力彰顯表象的虛幻，換取短暫的心安，太過在意他人的觀感，多過自己內心的期盼，難道社會評價的負擔比不上自己的燦爛。」重點是找到能支持自己的中庸之道。

如果我們常想做出外在公平客觀的平衡決策，表示內在可能就

會失衡。這時候也很容易產生不安全感、焦慮，反而會失去自己的平衡。在秋天，我們應該要大口呼吸，就如同吸入靈魂潛能（生命氣，Prana），穩穩地跟自己說：「對，這就是我。」

　　秋天是一個內省的季節，我們也要跟自己說我很棒，我也有做的很不錯的部分，要同時建立自我的信任，同時想想這些時間我做了些什麼事情？有哪些可以調整或改變。鼓勵自己，哪些是你做得不錯的部分？同時要能夠建立自我的信任與信心。

　　古代秋天將軍們要出戰時，要看見自己蘊藏有很好的兵力，知道自己跟別人一樣重要，並且把自己放在一個重要的位置，因為這時候我們為了想要做出一個公平客觀的平衡，很容易就收到外面的看法，使我們沒辦法回到自己的內在。所以白露時就有提到，睡眠是很重要的，當我們好好的休息之後，再來看自己的狀況如何？然後找出身體跟情緒以及我們跟他人之間的平衡，而不是只重視身體或情緒而已。

　　向大自然學習吧！在秋收之前，田裡是很漂亮的，金黃色的稻浪、映著藍天白雲，天氣還不至於太冷，讓它們來協助我們的身體回到平衡。我記得台東秋收時，常有秋收藝術表演節。在一片稻浪

中，看雲門舞集，或看其他表演者，在整個浪海上跳著身體內在平衡之舞，或遼闊的唱歌，山谷還會有回音！正如透過物質大地回應著，這天地很大、很遼闊、很涵容，有很多事情是可以放下的。這是一個秋天肺的功課，去面對那些，仍指責自己，評價自己，覺得自己不如人的那個部分，或許不存在所謂的外在，單純看見就能找到自己的中庸之道。有時候「看見」議題，療癒便已開始，當我們一直否認、不想承認某些事情時，我們也同時在排斥這些東西。

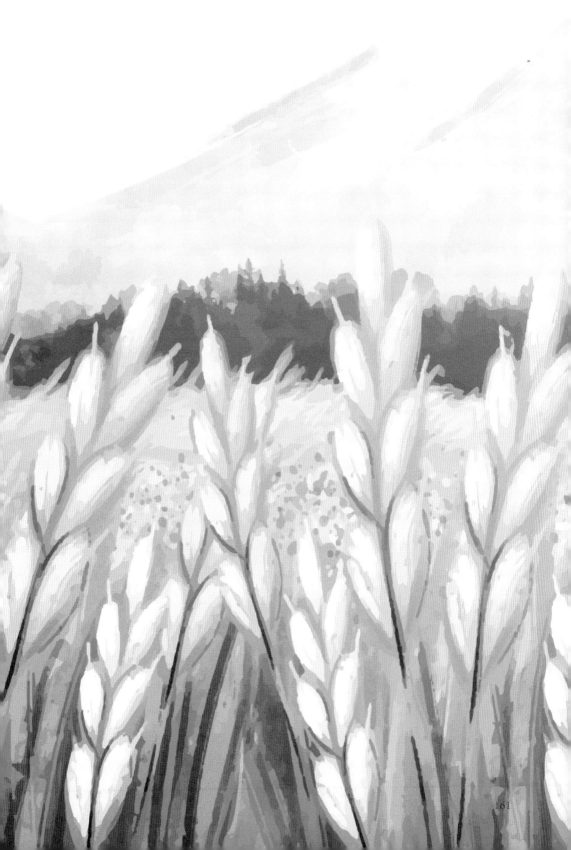

寒露

The Cold Dew

節氣時令 17　寒露（10月8或9日）
[天氣轉涼，露水日多]

八月九月天，白露寒露節。
門外在處山，秋風落黃葉。－【宋代】釋文準

【北部作物】有蕪菁、荷蘭豆、蘿蔔、馬鈴薯、豌豆、茄子；【中部作物】有茄子、豌豆、白菜、菠菜、馬鈴薯、荷蘭豆；【南部作物】有馬鈴薯、苦瓜、西瓜、花椰菜、荷蘭豆、甘薯。

　　寒露，干支歷酉月的結束，以及戌月的起始。秋天第五個節氣，此時進入深秋，吹東北季風，夏天酷熱離去，大部分氣候舒適宜人，但偶有秋颱則會帶來巨大的災害。此時正值二期水稻抽穗末期，進入黃熟期。有諺云：「稻未出齊、拿犁來犁」，指稻出穗不齊，就得犁掉，亦即「寒露百草枯」，意味農作物和花草皆因為氣候轉涼而使凋零、枯萎。

　　《通緯・孝經援神契》：「秋分後十五日，斗指辛，為寒露。」《月令七十二候集解》中說：「九月節，露氣寒冷，將凝結也。」夜晚開始起寒，夜露凝結成霜，古諺有云「露水先白而後寒」，經過「白露」節氣後，將從初秋露水轉為夜涼如水，寒意愈盛，故名寒露。

　　家中有老人，天氣轉涼要特別注意保暖，也要注意氣候轉涼帶來的心緒不穩，登高望遠是白色芒花之美，柔情似水或荒涼如漠，看見的視野與自身的心緒有關，重陽敬老，是敬家中的老人，也是敬自己，敬天地。台灣漸趨高齡社會，當觀照自己，歲月遞嬗，你我都是未來的老人，此時你會怎麼看待自己呢？

習俗來由與意義

秋季的螃蟹肉質與蟹黃飽滿鮮嫩，此時正逢大閘蟹盛產時節，饕客等待已久的美味大閘蟹，正是品蟹最好的季節。農曆九月九日重陽節，月日均值陽數，重九，也是重陽，所佩所飲皆長壽之物，原本辟邪習俗也逐漸變成休閒慶祝活動，例如出遊、登高、賞菊花、遍插茱萸、吃重陽糕、飲菊花酒等，增添許多敬老熱鬧氣氛。

寒露，在台灣常出現哪些特別的諺語呢？

- 白露身不露，寒露腳不露：早晚溫差大，要注重保暖，以防寒邪入侵，不赤腳以防寒從足生。腳離心臟最遠，血液供應較少，又因為腳部的脂肪層較薄，特別容易受寒冷刺激，導致抵抗力下降，感冒咳嗽、氣管炎、哮喘等呼吸系統疾病。

- 白露水，寒露風：白露日下雨，寒露日颳颱風。

- 九月颱，無人知：農曆九月颱風變少，但還是要有防颱準備，有時颱風總會在毫無預警的情況下來臨。

- 九月起九降，臭頭仔無地藏：值東北季風，患有癩痢頭的人通常會戴帽子遮醜，如果遇到九月九降風，一不小心帽子被吹走，最怕癩痢頭現形。

- 九月九，風吹滿天哮：農曆九月九，風大，正是放風箏的好時節。

養生飲食　　　　　　　　　飲食與自我觀照

飲食著重滋陰潤肺

　　寒露走到了十月，天氣漸漸寒冷，一場秋雨一場寒，萬物寒氣皆增長，熱冷交替，人體的生理活動也要適應自然界的變化，以確保體內的陰陽平衡，所以此節氣養生的第一要務就是早睡早起。

　　早睡早起順著陰氣收藏及陽氣舒展，同時留給自己充足的睡眠時間，減少疲勞對身體造成的負擔。此節氣飲食適合有豆子，像荷蘭豆、豌豆、碗豆苗能滋養我們的肺，同時降血壓、抗菌、消炎。杏仁養肺，能滋陰潤肺的燥氣。寒露時節保護心血管很重要，可以吃些十月盛產的芹菜、九月的芥藍菜，其含有水分和纖維非常豐富，有助於清心血管的植物，且肺跟大腸互為表裡，也會幫我們清理很多大腸的垃圾，讓我們不會這麼的緊繃。當我們的大腸非常緊繃時，肺也就沒有辦法放鬆好好呼吸，因此含氧量不足，有時候可能連頭都會有點緊繃不太舒服。此時可以去河邊走一走，看看白色芒花，滿山谷滿河邊都伴隨著秋天，在芒雪浪潮裡搖曳著，很有秋天的蕭瑟感。釋迦此時燈海照明，為了讓他們好好長大、如同花卉夜總會般熱鬧，這時候的紅蔥頭或紅斗柚也是盛產期。寒露是候鳥南飛的季節，很多人會跑到關渡河邊，生態池塘或湖泊邊賞鳥。候鳥都會往溫暖的地方去，更何況是我們自己，所以我們也得往自己心中最溫暖的地方去，尤其在寒露的時候。

自我觀照 ❯❯　　　　　　　　　飲食與自我觀照

心浮氣躁？秋颱＝內在大清理

　　沁涼的夜，善變的深秋，讓人不想動，但颱風偶然也會在這時回頭，秋颱常常是很不留情的。此時走心包經，我們全身的血液循環、心思、情緒、意識，將氣血推動到全身。心臟病的引發和心包經不順有關。人們常常在寒露時期，不是極度的樂觀，就是極度的悲觀。這種極端的情緒，很需要我們做內心的整理。因為內在與外在的氣有點跟不上，又有心肺的火氣，所以情緒很急、易煩躁，有時候下半身可能會覺得有點冷，但身體又覺得有點燥。秋天就很容易燥，此時首重心包經的梳理，從內心的清理開始。

　　很多的時候我們會想要逃避某些事、某些感覺，或很多的恐懼、害怕，跟秋分時節一樣，如果我們覺察還有這些情緒在，就表示我們離開了自己的平衡支點。有時候覺得自己什麼都不是，或有時覺得自己有什麼可能、好像擁有了很多資源又有點自傲，但為了不讓別人發現自己好像沒有什麼，所以又會恐懼被人發現或逃避自己。秋屬金、肺屬金二者相應，肺主司呼吸，控制人的情緒變化。肺氣虛的人對秋天氣候變化敏感，所以《黃帝內經》有講到秋日肅殺，或我們常聽到的「多事之秋」，秋天萬物蕭條易觸景生情，容易聯想到破敗、凋零，甚至死亡。身處蒼茫、枯萎階段的人，脾氣

暴躁或性格敏感者，常在此時期引發心中悲傷之感，產生抑鬱消極的情緒，也許會跟自己來一場秋後問斬式的清算。如果你沒有做好足夠萬全的準備，當它突然大掃特掃時，你就會意識到自己還沒準備好。

呼應秋天的氣質如此的肅殺，不管是用力的逃跑，還是用力害怕，或是用力的清算自己、跟自己過不去，都不對時。這時候最重要的就是打開心跟肺。《開肺經》提到可以支持我們的動作，讓我們的心跟肺打開，我們可以豎起大拇指，張開雙臂，打開胸廓，甚至哈哈哈的大笑三聲。每天做這個練習，或是成大字型的延展，去擺動我們的雙臂開胸廓，好好大笑、大聲唱歌。也可以透過拍手功的部分去刺激我們手掌內心包經的部分，並接納包容此時此刻的狀況，關懷或讚美自己跟他人。

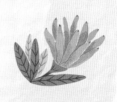

　　秋天寒露時期，需要打開我們的心肺，讓情緒平靜安定，維持心思的穩定，讓內心保持在一種很清楚、明確的狀態。不過度憂鬱悲傷，較不傷害肺。此時如會有太極端的部分，可以用觀照者的眼光，去看著這些風蕭蕭兮易水寒時，荊軻刺殺秦王時的悲壯情懷，和不完成任務誓不回來的堅定意志；同時也能用來表現革命者以身赴敵的英雄氣概，正面對待我們自己的悲壯情懷，這點也很重要。如候鳥尋暖般，正午出去走走曬溫暖太陽，可有助於膽固醇轉變成維生素 A、D3，減少心血管負擔，增加多巴胺、腎上腺素、甲狀腺素、性腺素分泌，改善情緒低落，並增強抵抗力。

霜降

The Frost's Descent

節氣時令 18　霜降（10 月 23 或 24 日）
[天冷，開始有霜凍]

霜降碧天靜，秋事促西風－【宋代】葉夢得

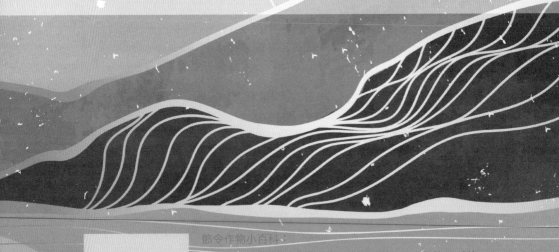

節令作物小百科：

【北部作物】有馬鈴薯、捲心菜、皇帝豆、角菜、刈菜；
【中部作物】有番椒、火焰菜、蕪菁、番茄、蒜仔；【南
部作物】有芹菜、番椒、番茄、蕪菁、火焰菜、萵苣。

　　古人觀察深秋大地，「露凝結為霜而下降」，即所謂「霜降」，此節氣有天氣漸冷、初霜出現之意，是秋天最後一個節氣。此季節屬於五行中的「金」，對應肺臟，表示陽氣降、陰氣生。古籍《二十四節氣解》中：「氣肅而霜降，陰始凝也。」

　　觀節氣，了悟大地氣象，古人從中體悟到「霜降而萬物收縮」，知曉了四時韻律，霜降氣肅，萬物待冬藏。《孔穎達疏》中記載：「九月之時，收縮萬物者，是露為霜也。」動植物身上也開始為「冬藏」準備。《逸周書‧時訓》記載霜降物候：「霜降之日，豺乃祭獸，又五日，草木黃落，又五日，蟄蟲咸俯。」豺獵獸、草木復歸大地、蟄蟲都回洞穴過冬。

　　農諺：「二期到霜降，冬稻不受三朝降」，表示水稻完熟收穫在霜降。就像秋天的篆書字寫法一樣，火加一個禾燒稻之意。收割稻子後，這時的稻稈可能堆起來，台東就會把它做成裝飾藝術，像是噴射戰機、茶壺、熱氣球等，或者大部分會在燒稻稈、翻土之後，把稻稈灰埋進去土裡養肥沃的田。燒稻，也是燒掉完熟作物的殘餘物，代表結束，代表事物有起有落，有生有息，才能啟動下一個滋養的新循環。至此，也宣告秋天收割結束。

習俗來由與意義

霜降時節的美食有「霜螯」，還有「霜栗」。栗子在霜降成熟，被稱為「霜栗」。李白的〈夜泊黃山〉詩留下「霜栗」飯的詩吟：「朝來果是滄洲逸，酤酒提盤飯霜栗。」霜栗大如拳，螃蟹、栗子的美味齒頰留香。

霜降的氣息在收肅，大地的氣息在準備休養生息，如果有些微地震，也是大地很好的能量釋放。在台灣平地少有結霜的紀錄，因此要看到霜，可能要到冬季時的高山，一種白色冰晶，多呈針狀、鱗狀或羽狀，是空氣中微小的凝結核，容易形成在寒冷潮濕、0 度以下冰冷的地面。

霜降，在台灣常出現哪些特別的諺語呢？

- 霜降，風颱走去藏：霜降後，颱風季節也跟著結束。但在台灣到十一月仍有不少颱風侵襲。
- 霜降豆，寒露麥：霜降時最適宜種花生等豆類植物。
- 霜降稻仔齊，牽牛就加伊犁：二期稻作此時若尚未出齊即無效，故說可以加以犁除。

養生飲食

飲食與自我觀照

外部注意保暖，內部重潤肺

來到秋天最後一個節氣霜降，東北季風從十月下旬來到，在霜降時北部常有冷風過境，正是寒氣開始逼人的時候。在山區或盆地會有露珠，遇到冷的時候就是會有一層微微薄薄的霜，所以霜降時節，常說高山農作物要小心凍傷，此時北台灣也較常會有寒流。

中醫典籍《黃帝內經·素問·四氣調神大論篇》記載「聖人春夏養陽，秋冬養陰」，「補霜降」應以養陰為基本法則。養陰指陽氣內收，精氣斂藏，秋冬時節也是調養肺脾和心腎的好時機。保健之道，添衣保暖全身，內要重潤肺、保暖腸胃。

為了應付冬天的寒冷，古人會先在深秋補身體，比冬天進補更佳，所以古云：「補冬不如補霜降。」辛苦了一年，人們會讓自己可以有些平補，但是以前農業社會，食物的確比較不均、較營養不良，沒辦法吃得非常好，所以在豐收後的最後一個秋天節氣要好好好補一補身體。可是現在人其實是營養過剩，所以霜降的平補就要謹慎小心，不要補過頭了。中國確實有些地方會在霜降時進補，但台灣氣候相較仍屬溫熱，所以在台灣霜降節氣適合平補，尤其注意養胃。

不過，有些人秋天也補，冬天也補，就會形成身體太過燥的狀況。尤其霜降時，很多餐廳都會大推各種霜降牛肉，讓人可以吃到飽吃到補，但這已是秋天的最後一個節氣了，所以還是要小心不要

吃過飽，吃過飽對我們的身體並不太好。秋天適合比較平性的食物來平補，像是魚、豆類、雞肉、或瘦點的牛里肌，所以霜降牛肉還是要適量，因為過多的食物會對我們的腸胃造成很大的傷害，堆積太多脂肪，對冬天沒太多好處，對肺也沒有幫助。

此時蓮藕、藕粉、椪柑、大頭菜、白柚、柳丁，以及對腸胃很好的栗子、山藥都盛產。官田有菱角節，台東秋收稻穗，高山的楓葉、銀杏，讓藍天加上黃橙橙的稻田和橘色、黃色的樹葉，在山嵐間形成非常漂亮的顏色，這讓秋末風景非常美麗。通常我們說酸甘養陰，但這時我們盡可能不要食用太多容易犯燥的辛香料。可以聆聽我們身體的需求，它需要吃什麼，跟隨太陽天蠍的能量總是很直覺的想起並跟隨你的身體需要，給它所需要的滋養。比如說有膠質的食物，用一些比較溫潤的食物去克服燥寒。謝無愁中醫師曾提過，在霜降的時候可以多吃一些滋潤，像勾芡或是糖醋口味的食物，我覺得也蠻不錯的。

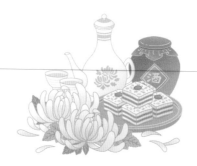

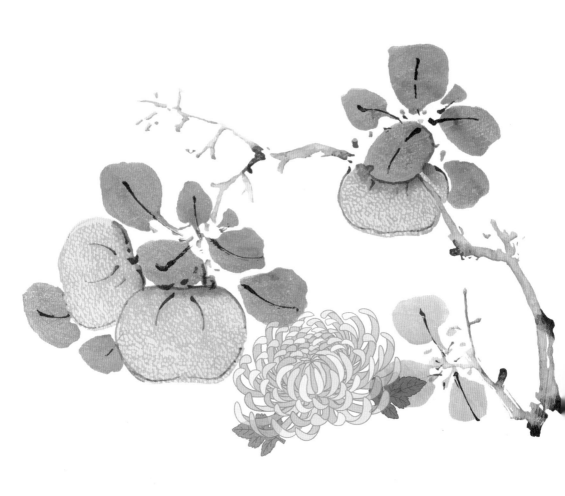

自我觀照 飲食與自我觀照

容易內在自我攻擊？請對自己的感受眞實

　　台灣中南部、東部的太陽仍舊熱情。雖然東北季風來了，寒氣開始，這時候要重視如何滋養、調節我們整個身體及情緒。身體的部分要強化我們的肺和呼吸道，在秋天滋養自己讓身體不秋燥。隨著氣溫變化，情緒比較容易起伏，在自我觀照方面，要思索生命，特別是往內反思或自我覺察，有的時候也會有很多的自我批判。

　　在身體層面上，如果鼻子乾燥，可以透過蒸熱水器蒸喉鼻的方式，在溫熱水中滴一點薄荷、薰衣草、甚至羅文沙葉的精油，蓋條毛巾，用鼻吸嘴吐的方式讓鼻子能被滋潤，若是喉嚨易乾癢，就可以用嘴巴吸氣鼻子吐氣的方式，強化我們的肺與呼吸道。

　　情緒調節上，找回快樂是人類天性，在霜降節氣時，我們容易因寒冷而不自覺的更渴望太陽而抑鬱，對自己不滿意就抨擊自我。這時候太陽進天蠍座，很多人都會覺得天蠍非常的絕對、主觀，但基本上天蠍是能在黑暗中帶來很多洞見與獨到見解的星座。

　　在霜降自我觀照，請為自己找到一個答案，欣賞自己的獨特見解。因為太陽來到天蠍，不管你處在什麼樣的狀況，可能很黑暗、很低谷，很深淵，它都能在各個層面上，回到本心看懂眞實的生命

狀態是什麼，正因為對於生命的本源有著好奇、探索，所以能跟隨直覺跟心，真實面對自己，如果過度主觀反而會阻礙直覺。

霜降是我們對自己內在真實的機會，像東北季風來為氣溫帶來很大的變化。在霜降時期的變化也是讓我們學習的。當我們越不急不徐收攝我們的思緒，不跟隨外在事物、氣溫起伏而有所變化，也就不會讓自己以慌張、主觀的想法去陳述或判斷一件事情。很冷的時候我們整個人也會縮起來懶得動，腋窩下就容易緊繃。所以伸展、拉開甚至做陰瑜珈，仰躺擴胸式，搭配玫瑰油或玫瑰果油，讓我們的心輪敞開，甚至大聲的唱著我們自己喜歡的歌，這些動作都能打開我們的心包經。

「九月起九降，臭頭仔無地藏」，意思是說霜降時的九降風，會讓癩痢頭的人，頭上的帽子一不小心被吹走，癩痢頭就無所遁形，而也在反映所有真實都會在此時浮現。從西伯利亞吹來的冷風，也就是所謂的九降風，會讓台灣有很強烈又寒冷的乾燥北風吹襲，同時也帶來美味的風乾秋柿，真實浮現總有豐收，所以跟隨心的真實吧！

Chapter 4

冬

立秋、處暑
白露、秋分
寒露、霜降

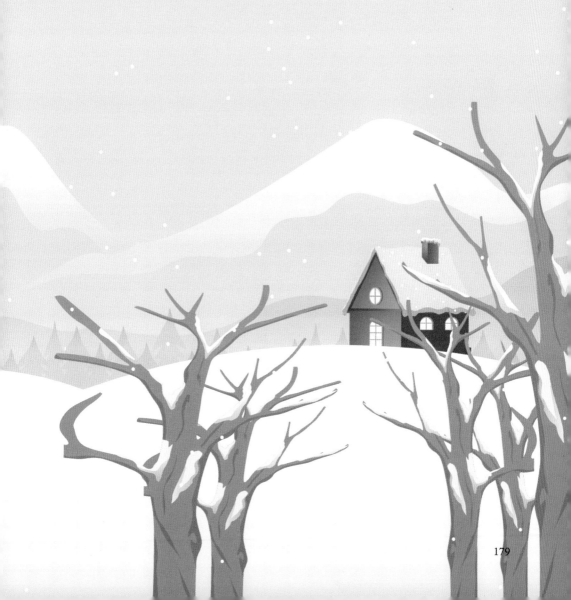

立冬

The Beginning of Winter

節氣時令 19　立冬（11月7或8日）
[作物收割之後收藏]

北風潛入悄無蹤，未品秋濃已立冬。

節令作物小百科：

【北部作物】有馬鈴薯、茄子、皇帝豆；【中部作物】有蕎薺、百合、玉米、胡蘿蔔；【南部作物】有西瓜、苦瓜、石刁柏、球莖甘藍、大小麥。

　　太陽黃經 225 度是為立冬。此時秋去冬來，立冬進補，意指一年的辛勞，於此時進補以恢復元氣。此時水稻收割已結束，「稻成熟，入冬田頭空」，作物收割後儲存。冬天的第一個節氣，也象徵凍僵的凍，或終了、結束。所以這個節氣的狀態，是天地之間會有一種平和、豐收後休息的靜謐感覺。這時候陽氣內斂，萬物都在養精蓄銳，小動物也真的冬眠去了，開始去寒就溫，藏陽養陰。

　　「立冬」後，田裡的葉菜類蔬菜採收漸少，市場上販售大多是水耕或根莖類作物。冬天氣溫變冷，地底或水裡的溫度下降得比地表慢，植物為了度過寒日，葉子掉落，在樹幹枝節處形成冬芽後，漸漸進入休眠。營養會輸送到需要的地方，果實的種子儲存有豐富的油脂，澱粉、醣類、礦物質等營養也藏在根莖裡。待春天回暖，植物將從種子和根莖中獲得營養，再次長出嫩芽。

　　親手種下的種子，每一棵都有意義。生命的循環，在每一次的呼吸之間，涵養天地萬物，用心的手，因為儲備愛所付出的努力而變得美麗。所以在立冬，看見自己需要滋養，就像生命的種子等待被澆水那樣自然。

習俗來由與意義

立冬在古代很受重視，皇帝會按照慣例親率文武百官到城北祭冬神、賜予棉袍衣物等。來到台灣，上個世代經歷一段經濟辛苦奮鬥的歲月，曾有段重視立冬「補冬」的習俗，會在這個時節吃麻油雞、四神湯、藥燉排骨、人蔘雞湯、十全大補湯等，這些料理都適合冬至進補，但要適量食用，有些人在立冬前三個月，浸泡「補藥酒」，「立冬日」開封啟用，甚至常見「薑母鴨」、「羊肉爐」等冬令進補的餐廳，不管是否用餐時間都熱鬧滿座。但這裡需要注意不要隨便進補，最好還是先了解個人體質的寒熱，再選擇適合自己的進補方式。

立冬，在台灣常出現哪些特別的諺語呢？

- 立冬過，稻仔一日黃三分，有青粟無青菜：中南部地區二期稻作到立冬時皆可收穫。

- 立冬收成期，雞鳥卡會啼：收成期間，放飼的雞及野生的鳥有穀物可吃，像吃 Buffet 般超開心的啼。

- 補冬補嘴空：台灣人的習俗，立冬日要進補，一般是吃麻油雞酒或者是四物仔、八珍、十全等「過冬擋畏寒」，意指進入冬季氣候漸冷，立冬前後為最佳進補時節。

養生飲食

飲食與自我觀照

冬養，貴藏氣養腎

「冬，終也，萬物收藏也。」立冬代表秋季農作物已經收藏，此時的養生之道也要以「養藏」為主。陰氣極盛、陽氣潛藏，要收養陽氣，所以生活起居要注意保暖防風，多運動以帶動氣血循環，並且多曬曬冬日和煦的太陽。

冬天冬藏，象徵的是養腎臟的氣，而腎臟裏藏著我們的志向，志也是我們的渴望與嚮往，所以冬天象徵我們會回到身體的層次，對荷爾蒙或肉體生存層次的關注，因為這都是跟腎臟有關，而且著重在調節生殖、泌尿系統或內分泌。

腎臟也是生命之本、生命之源、陰陽之根，所以此時要透過早睡晚起來補充腎氣，再一次的補脾健胃，讓自己透過睡眠好好的補腎氣。這時節已是十一月了，要特別注意保暖，少吃寒涼的食物，盡可能吃溫熱的飲食；同時冬天心血管比較脆弱，需要做好保暖的動作，喝溫水，手腳、脖子、肩頸、筋骨柔軟等也跟腎臟有關，所以要能夠讓自己放鬆下來。

這時很多收成都結束了，台灣早期很常在此時會有炕窯的活動，炕窯是因為整個稻田都已經空了，有非常多的空稻田，可以透過燒紅蓋好的石塊泥土窯來炕窯。

　　放入錫箔紙包裹的雞肉，以及一些好的澱粉，如南瓜、地瓜、芋頭或是很早期收成的馬鈴薯。把它們蓋起來，燜個 20 分鐘，雞肉放入八月種、十一月收成的大蒜，香氣撲鼻健康營養。

　　現在人吃太多精緻澱粉，反而常讓我們身體在冬天有發炎狀況。這時候吃點根莖類或全穀類的食物，能幫忙暖身溫補，或是把這些食材打成濃湯(南瓜、地瓜、芋頭、馬鈴薯)也非常滋補；或用簡單的香料，像小豆蔻、肉桂來煮香料奶茶，讓自己的身體在冬天比較暖和。如果沒有香料，最簡單的方式就是將老薑搗碎加進奶茶，或加點黑糖的老薑茶。這時候柑橘類、棗子、玉米、百合，或很補血的菠菜，或我很喜歡吃的剝皮魚，也都是這時候盛產。

　　從霜降到立冬之間，秋轉冬的時候，也是乾冷的東北季風之際，這時候木柵鐵觀音茶正好採收。茶香濃郁，每逢此時行經木柵都可以聞到空氣中做茶的香氣。

　　在新冠疫情仍未完全解除之前，維持身體免疫力也是補冬的重點，維生素D是立冬進補的首選。秋冬日照減少，人體缺少合成維生素D的機會，鈣質會流失更快，所以正午曬太陽是冬天最暖心身的活動。補冬時要攝取高鈣高纖食材，像是豆腐、深綠蔬菜、小魚乾、菠菜、芹菜、甜玉米，可以幫助血糖調節、增加纖維質促進排便，協助體內環保支持心血管順暢流動。

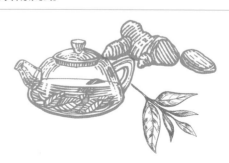

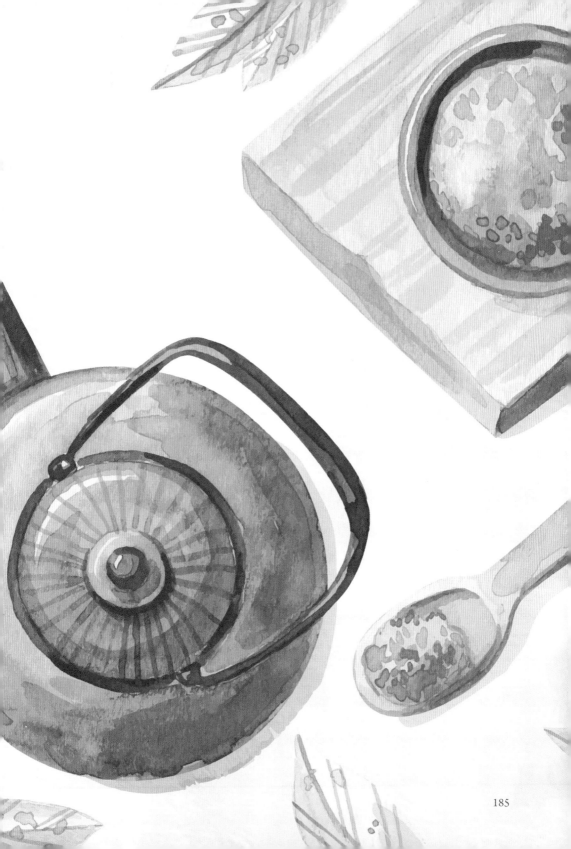

自我觀照 ↓ 　　　　　　飲食與自我觀照

情緒焦慮？以吐納滋養情緒

　　腎藏志，志是我們的嚮往跟渴望，當我們來到冬天的時候，能看見我們的渴望有一點一滴的被實踐，如果我們仍有焦慮，此時就要能看見並內省的問自己：這些焦慮是哪來的呢？可能不只來自我的擔心，也可能來自某些社會價值，捫心自問是否覺得穩穩的被承接，或仍然覺得不足？來到冬季第一個節氣，你可能認為需要找一個什麼答案才算是解決之道，但與其觀照焦慮的情緒，不如先感謝自己會比較輕鬆，這樣答案就會自動浮出。

　　腎氣基本上是我們與生俱來就有的東西，是父母給我們的，是我們從生命源頭帶來的，所以立冬也能理解冬藏是以一種感謝的態度來藏氣，我們所藏起來的這些精氣是能夠支持我們度過冬天，讓我們的身體有氣可以被滋養，並享受著夏天身體給我們的成果。

　　所以我們的心肺要學習穩定下來，特別是在身體有點寒氣時，我們能泡腳、或熱敷丹田 (下腹部) 或尾骨處，保持手腳的溫暖，頭肩頸的保暖、喝溫水讓血管保持彈性，也讓我們的內在保持彈性。

　　此段節氣自我觀照最常遇到的阻礙，主要是在天氣寒冷有時候

讓我們難以釋放焦慮，因此容易刻意忽略一些情緒細節。立冬時常會發現即使我們擁有秋天豐收的資源，我們卻仍然擔心會不會收成不夠而產生恐慌，所以此時更適合好好細數自己所擁有的部分，知足能讓我們的內在穩定。

既然腎氣是我們與生俱來的能量，這時候好好的用感恩的心跟家人相處是很重要的。透過每一次呼吸，養好肺的氣，才有可能滋養腎臟，如果一個人總是擔心自己的下一口氣要怎麼呼吸，怎麼可能還有時間去理會別人，好好建立相處的關係？ 所以回到呼吸的部分，好好調息我們的吐納，讓吐納能滋養心肺。

此時重點在三焦經是很容易焦慮的，所以要讓自己的身心多休息，因為休息能讓身體不會反應這麼多的免疫狀況，讓自己可以透過如小動物冬眠那般休息。保持餘裕是自我觀照的輕鬆點，如果頭有很多無法淨空的部分，可以讓自己多與比較熟悉或比較能夠講心事的人聚聚，保持這份平和的感覺，同時也不要過度的進補，避免身體發炎，引發更多的焦慮。

此時花東溫泉季開跑，泡溫泉時要注意，泡溫泉會讓體溫升高，所以起身一定要適度的保暖。

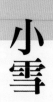

小雪

The Slight Snow

節氣時令 20　小雪（11 月 22 或 23 日）
[小雪氣寒而將雪、地寒未甚而雪未大]

綠蟻新醅酒，紅泥小火爐。
晚來天欲雪，能飲一杯無？－【唐代】白居易

節令作物小百科：
【北部作物】有萵苣、芹菜、胡椒、刈菜、朝鮮菜；【中部作物】有馬鈴薯、大蔥、玉米；【南部作物】有關刀豆、胡瓜、大蔥、玉米。

　　太陽過黃經 240 度，氣候寒冷、逐漸下雪，此時來到小雪。《群芳譜》記載：「小雪氣寒而將雪矣，地寒未甚而雪未大也。」《月令七十二候集解》記載：「十月中，雨下而為寒氣所薄，故凝而為雪。小者未盛之辭。」此時氣溫下降，空氣中的水氣開始結成晶狀固體，降雨漸凝成初雪，氣溫不到極低，雪不大，故稱小雪。中國黃河流域此時開始下雪。台灣因氣候暖和，一期稻作可進行播種育苗、冬季雜糧作物此時也可以栽培，高山此時才降雪。

　　進入小雪後，台灣地區可以明顯感受到東北季風增強，受到地形影響，有些地方更明顯感受到風勢，像是新竹的九降風、恆春半島的落山風等。從中央山脈到恆春半島的位置，高度下降很多，冬天又冷又重的東北季風就會越過山脈，吹向枋山、楓港、恆春，所以落山風非常強烈，一點都不舒服，好像輕度颱風一樣強。

　　小雪節氣的落山風，也落入人的心中，狂捲而起的風沙帶來一躍而起的動力，沙從東邊吹到西邊，沙沙作響的世界，落山風，也是一種沙子的風中跳躍。人若沙，或者人若風，也許都各有韻律。靜與動，動是鬆的一種力道極致，靜是柔軟的存在延展。鬆與柔軟，歲時的律動，就有節氣智慧蘊藏其中。

習俗來由與意義

處於亞熱帶的台灣，此時已入冬，又稱農曆「十月小陽春」。從前農業種植技術不發達，為了深冬仍有「菜」可以吃，這個時候便會開始醃菜。而現代，農業育種技術進步，透過改良種植條件，四季都能買到便宜的生鮮蔬果，不須特別醃菜過冬。現在有些人喜歡住在鄉下地區或都市偏遠郊區，讓自己可以有個小空間花園，種種蔬菜自己吃，更便宜也更健康。

台灣這個節氣，各地開始有「謝平安」的祭典習俗，酬謝神明今年的庇佑和豐足，過去台灣社會以農為本，在歲末前、收穫後舉辦祭天，準備豐盛的祭品設宴款待各路神明，感謝眾神這一年的庇佑豐收，即「謝平安」。

此時「平安戲」、「收冬戲」也是重點之一，人們以戲酬神，答謝神明之餘，也讓大家坐下來欣賞、放鬆看戲聽歌，是一種屬於台灣民間在地習俗中，娛神、娛人的重要活動之一。

小雪，在台灣常出現哪些特別的諺語呢？

· 小雪小到：烏魚群在小雪前後到台灣海峽，故云小雪小到。

· 月內若陳（響）雷，豬牛飼不肥：入冬後打雷則氣候異常，作物生長必定受影響，豬羊等六畜也發生災疫。

・十月豆，肥到不見頭：布袋一帶到了農曆十月可以捕到豆仔魚，此時豆仔魚相當肥美。

養生飲食 ⬎　　　　　　　　飲食與自我觀照
活絡三焦經，養心安神

　　這時候太陽星座進入了射手，中北部稻米已收成，稻稈會紮成一個個稻稈堆；在台東近期就是一個個裝飾藝術，跟前面立冬時差不多，只是東北季風更強了，恆春也有落山風。因為落山風的關係，洋蔥的蔥葉都會被吹倒，所以洋蔥不得已只能把它的養分全部儲存在地下球莖，而我們吃的就是很甜的地下球莖，洋蔥的部分。

　　小雪時，情志較難伸，走的是三焦經，我們的心會有一些苦澀的感覺，食用小麥、麵食能支持三焦經，幫助我們養心安神。除了可以做八段錦雙手托天理三焦的動作外，讓自己在小雪時節像射手一樣的做些小冒險，一些小小、從來沒嘗試過的當季食物，也是可以的。

　　這時風味很好的楊桃、葡萄，或比較早產的草莓、高粱酒、玉米、大豆或烏魚，或是澎湖的魷魚、豆仔魚。黑芝麻也就是胡麻，也可以滋養我們的腎。這時候讓自己被食物或生活大小事來滋養身體，也是很重要的體驗。

自我觀照

飲食與自我觀照

找問題在哪？不如找養分補助力

　　春夏秋的季節，農夫都有事可以做，能動動身體，但這時候天氣開始冷，我們的心情、情緒或是我們的身體，比較會僵在一個地方，動作、循環就會變得比較慢，也更容易鑽牛角尖、壓抑或更焦慮。這時候怎麼辦？因為寒冷而縮在一起的肌肉變得很緊繃，血液沒有辦法循環或變得比較慢，乳酸就會堆積，身體緊繃時對心血管就不是很好；而且我們說冬天養腎，如果有腎病通常也都會發生在四肢。

　　腳是我們人體的第二心臟，腳離人體的心臟最遠，負擔最重，因此最容易血液循環不好。所以小雪進行足療保健也是相當好的養生方式，「春天洗腳，開陽固脫；夏天洗腳，暑濕可祛；秋天洗腳，肺潤腸濡；冬天洗腳，丹田溫灼。」尤其適合手腳冰涼的人，進行足浴或足底按摩是不錯的保健方法。

　　此節氣最常發生的情況是因天氣寒冷使人容易對際遇感到心寒，其實是疏忽內在心理保健的重要，因此，在感受到緊繃和壓力時，不妨搭配現代星象太陽進入射手能量的現象，在心中持守一個重要的意義，就是校準我們的生命本源，自我觀照同時跟隨內在直

覺式的生命羅盤，信任心會帶著我們，越平靜的時候羅盤越穩定，但越不穩定的時候，就會如同船行駛在驚濤駭浪之中。

　　這時自我觀照重點，與其找自己的問題，不如為你的情緒找到養分，從梳理情緒中，看看有什麼是能讓我們紓壓怡情的，盡量讓心境保持平靜。正如憂鬱情緒，是我們的心在尋求光亮的概念，跟自己説我已經做到的、我已試過的，以及不強求那些跟我的價值不同的部分。聽輕柔放鬆的音樂，同時讓自己有些伸展放鬆的動作。八段錦有一個是雙手托天理的段式，是三焦經可以被延伸延展的動作，不管坐著或站著，重點是讓雙手可以托天，朝天空伸展。鬱悶難受的情緒，也會透過這個伸展的動作，接引正氣而有所舒緩，也可以達到護肺補腎的作用。

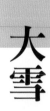

大雪

The Great Snow

節氣時令 21　大雪（12 月 7 或 8 日）
[夜深知雪重]

大雪江南見未曾，今年方始是嚴凝。
巧穿簾罅如相覓，重壓林梢欲不勝。－【宋代】陸游

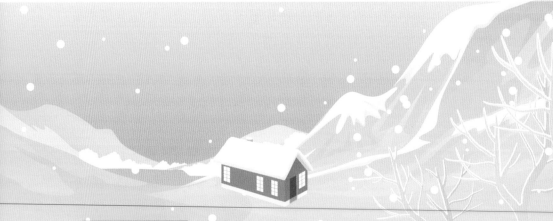

節令作物小百科：

【北部作物】有冬瓜、南瓜、扁蒲、卷心白菜、金瓜；

【中部作物】有南瓜、扁蒲、韭菜、款冬、玉蜀黍、蘿
蔔；【南部作物】有西瓜、苦瓜、甜瓜、胡瓜、扁蒲、款
冬、韭菜、玉蜀黍。

　　大雪紛飛，此景象以中國北方可見。然而台灣南部仍可進行一期稻作育苗，北部地區因氣溫較低，二期稻作收割結束後，田區休閒。所謂「時積陰為雪，至此栗烈而大，過於小雪，故名大雪」。

　　有句話説「小雪封地，大雪封河」，中國北方有美景「千里冰封，萬里雪飄」，南方也有浪漫「雪花飛舞，漫天銀色」。雖然台灣處於亞熱帶氣候，沒有大雪紛飛，但感受上還是可以明顯地感覺到小雪過後，氣溫帶來的變化。寒流一波波來襲，今天最低溫幾度是大家早上起床最關心的事。寒流不僅會讓農作物和養殖漁業寒害遭受損失，抵抗力弱的大人和小孩也容易感冒，尤其疫情影響需要好好提高免疫力，這時都要好好保暖。但大雪時節，也提醒我們，大人小孩暖心暖手也要暖被，讓自己在寒冷中，心是溫暖的。

　　此時正逢落花生採收期，走在街頭能看見攤車上販售香噴噴、熱騰騰的花生，吃花生也有好運到的意思。另外，有句話説「大雪大到」，每年準時出席的烏魚，往往在大雪時節，壯觀報到，討海人快樂出海捕魚，愛吃烏魚子的人就有好口福。

習俗來由與意義

中國古有農曆十一月一日的痘疹娘娘誕辰。相傳痘疹娘娘專司天花與麻疹兩種傳染病，昔日醫藥不發達，家有孩童多半會向痘疹娘娘，求其庇佑。

處在亞熱帶地區的台灣寶島，平地雖然樹葉長青，多少也有幾分冬意；高山地區很明顯地可以感覺出冬日寒冷。儘管冬天給人大地蕭條的感覺，梅花、茶花可是越冷越開花。休耕田中也廣植各色花卉，不僅為冷颼颼的寒冬增添朝氣，花海是這幾年冬季受歡迎的賞花旅遊，此時是杭菊盛開的季節，苗栗銅鑼在十一月中先起跑，每年吸引眾多遊客慕名而來；接著十二月台東知本、太麻里接棒，台東杭菊的花期較晚，持續到十二月底。

大雪，在台灣常出現哪些特別的諺語呢？

- 大雪大到：烏魚群到了大雪時便大批湧進台灣海峽。
- 頂初三下十八，早潮晏退：海潮在月之初三與十八日，有早滿而晚退之現象。
- 朝看東南烏，午前風雨急：早晨東南方天空罩黑雲，上午風雨交加。

養生飲食

飲食與自我觀照

多喝水代謝老廢物質

台灣中南部會有些早蔥的洋蔥、白蘿蔔盛產，3月的時候會有恆春落山風養甜的晚洋蔥。這時候冬楓也會在小雪、大雪之際變色變得很美，很多人會在時候帶上好的冬茶去賞楓。大雪也是照顧我們生殖系統很重要的一個節氣，小雪、大雪之時，有些女性的月經會來的較慢，也是因為氣候變涼的關係。

此時台東或三峽常有些朋友會摘一種很棒的植物，叫做馬藍，可拿來做藍染衣服的花朵，用溫暖的水挑染藍衫，我常跟朋友開玩笑說這真的好適合大雪從事的工作，因為「一片」溫暖。東部的福祿茶也會在這個時候採收；大雪抓到的烏魚這時候被稱「烏金」，就是海裡的黃金，這時候盛產正是捕抓季，還有一些瓜果、油菜、落花生，或雪梨也都繁多。

台北大湖公園落雨松很美，還有聖誕紅也盛開。最滋養的食物就是十二月的白蘿蔔、昆布、細佃燉煮的關東煮，溫暖入口、有膠質滋潤的水元素，可以協助我們內在的水元素洗滌代謝老舊廢物，並成為支持膽的好元素。這樣的煮食就是好好的用水元素滋養木元素的膽，大雪適宜也。

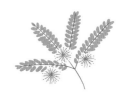

自我觀照

飲食與自我觀照

走膽經，換個腦袋換個人生

　　大雪適逢十二月，此時節通常北風、寒流都會報到，也是陰氣最盛，陽氣漸生的時節，所以大雪要真的能夠徹底讓我們的腦袋好好休息。因為一年下來腦已經使用過度，想太多，冬天能做的事情有限不多，所以這時候正是需要讓自己的腦袋可以放空休息，腦袋放空，就不會思慮過多，就能保護肺跟心血管。因此，此節氣自我觀照的提醒，是對應節氣的寒凍，採取放空策略，讓自己能好好的休息。

　　大雪走膽經亦即木元素，木元素需要好的水元素來灌溉，所以用好的冬茶泡茶跟立冬小雪時一樣，身體補充好的液體，能讓我們的膽被滋潤。在大雪時，因有厚雪的能量，就會有固態結冰的水能量，也是一種固執的想法與信念。此時焦點要放在我們的生殖系統上，生殖系統在靈性層次上，有月亮陰性能量的品質，有很多液體的流動，可以協助更純淨的生命，讓細胞再一次的代謝換新。所以要能換位思考，不然想法容易執著跟結冰一樣。

　　如果你仍發現自己仍執著無法放空，可以給自己一個暫停，因為我們對於事情的判斷與行動的決心，需要透過膽識來做決策，我

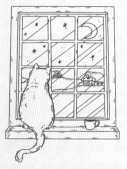

們平常在想如何做決策時，肢體動作是會搔搔頭，這騷頭的動作就是膽經在幫我們做決策。有句話説「膽有多清，腦就有多清醒」，但「想要清晰做決定」也是我們固執的想法，所以不管此時我們有什麼樣的情緒，我們都要放手的膽量，為自己當下的情緒負責，這才是重點。

在這個時候我們都會覺得必須要做點什麼，可是冬天是冬藏的時機，已經不用再做太多，重點在於我們要能看見的當下情緒，並認真的對自己説，我們有這些感覺沒有關係，並且好好陪伴你的情緒，以這樣的方法為自己負責，因為冬天屬於內省式的時機點，每當我們內在為自己的每個選擇負責，就沒有所謂單一的答案，沒有對錯好壞，只有此時此刻，而這份負責任的聚焦能在大雪時協助我們放輕鬆我們的情緒。寒風刺骨透過擁抱我們自己的感覺而眠，不評斷它們，是膽識過人的決定。

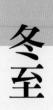

冬至

The Winter Solstice

節氣時令 22　冬至（12 月 21 或 22 日）
[白晝最短，黑夜最長]

三峽南賓城最遠，一年冬至夜偏長。
今宵始覺房櫳冷，坐索寒衣托孟光。－【唐代】白居易

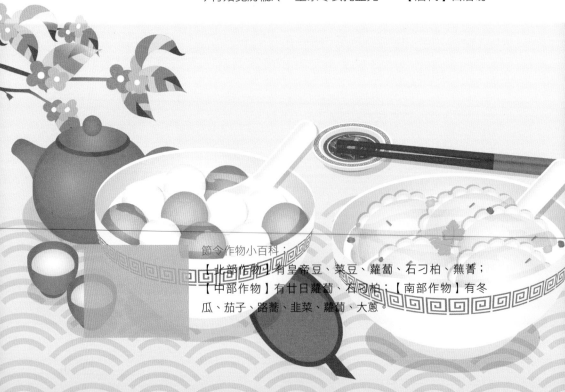

節令作物小百科：
【北部作物】有皇帝豆、菜豆、蘿蔔、石刁柏、蕪菁；
【中部作物】有廿日蘿蔔、石刁柏；【南部作物】有冬
瓜、茄子、路蕎、韭菜、蘿蔔、大蔥。

冬至是 24 節氣中的最後一個節氣，與夏至相反，是一年之中白晝最短的日子。當太陽剛好直射在南半球南回歸線上時，南半球日照會最長、北半球日照最短，這天就是北半球的冬至。

「至」有「最」、「極」的意思，是冬天最寒冷的一天，古人會以當日的天氣預測農曆過年的天氣好壞，所謂「乾冬至，濕過年」、「冬至烏，過年酥」，說明冬至若是好天氣，就表示過年可能會下雨，反之則會放晴。

古代農耕時期，結束了一年的辛苦，期待秋收冬藏，穀物糧食積滿倉庫，休養進補恢復生息。古代人將冬至視為過年，中國北方習俗吃餛飩與水餃，代表增加智慧、運氣與財富，因為水餃形狀看起來與元寶相近。

無論從前或現在，「冬至」不僅是一年中最重要的節氣，也是年終最重要的大日子。俗話說：「冬至大如年」，冬至不僅被稱為「冬節」，也有人把「過冬至」稱為「過小年」。台灣這天通常會吃湯圓象徵與親友團圓，有「取圓以達陽氣」之意，也代表增加一歲。每逢冬至甜品店總會有長長的排隊人潮，有些家庭則會找親友一起搓湯圓，有圓滿之意。

習俗來由與意義

　　古時候的皇帝甚至會在這天祭天和拜祖先，並宣布文武百官放假一天，可見「冬至」十分受到重視。在這一節氣中白晝最短，黑夜最長，也表示嚴冬來臨。古人的傳統，現代人也會在這天早上以湯圓祭拜神明，中午過後則準備牲禮及湯圓來祭祖，稱為「祭冬」，古代在冬至前夕，家家戶戶都會有搓湯圓的習俗；冬至湯圓通常以紅、白兩色為主，現代人為了方便，反而是到市場購買現成的湯圓。並以冬至日吃湯圓增添一年的歲月。

冬至，在台灣常出現哪些特別的諺語呢？

- 冬至烏，過年酥：冬至若下雨，則預言過年將放晴。
- 冬至透腳日，做田人拼攏劊直：冬至晴朗，農夫忙於農事。
- 冬至圓仔呷落加一歲：冬至為古代之過年，故說吃過冬至湯圓即算添一歲。

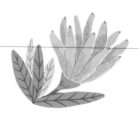

養生飲食   飲食與自我觀照

吃湯圓，團員好兆頭

　　這時候在台灣通常會有寒流相伴的狀況。很多人會說「過冬至，日日長」，或「冬至烏，年頭酥」，或「乾冬至，濕過年」，或「冬至過，一陽生」，過了冬至之後，每一天的白天時間就會越來越多；然後他們通常也會根據觀察而來的氣候發現，冬至下雨，春節就會是晴天，反之冬至乾燥，過年時可能就會陰陰溼溼的。冬至不過，不冷，冬至過後才真的開始寒冷會起來。陽氣開始動，陰氣已到了極致，所以陽氣開始回升。

　　冬至這天習慣煮湯圓，湯圓會分成紅圓跟白圓，紅圓象徵金丸，白圓象徵銀丸。通常我們說「吃完金銀丸，又長了一歲」，金銀丸也象徵很多的圓滿與團圓的能量，有些人也會吃糯米糕，或是糯米粥、八寶飯，加上一些桂圓的來補補冬天的氣，因為桂圓有很多圓滿的象徵，同時也有招來很多福氣的部分。此時海梨、桶柑盛產，桶柑生津解渴，當喉嚨不舒服時，可以拿來烤熱吃，可以止咳、健胃、化痰、消腫、止痛。這時也是我喜歡的茼蒿菜季節，煮鹹湯圓加一把，就是最想念的味道啊！茼蒿菜也叫打某菜，會縮小，我爸爸小時候最喜歡跟我們講的故事，就是老婆準備了一堆，結果煮了之後老公覺得怎麼會這麼少？以為老婆偷吃，就痛打了老婆一頓。雖然茼蒿會縮水，但它豐富的維生素卻能滋養我們的身體。這時台東的杭菊也採收著。

自我觀照)⤳────────────── 飲食與自我觀照

啟動新能量、來年心開始

　　冬至是迎接一個新能量的節氣。像祕魯人冬至時會有感謝太陽神的祭典，而過去農業社會冬至也是買賣田畝最好的吉日，因為農作物都收成，產權就能劃分清楚，所以冬至算是一個新的開始，是一個動的能量。所以冬至是準備好讓舊的一切離開，並迎接新事物的大吉之日，是一個新生的開始，所以我們會準備新的事物，甚至正視我們對新事物的抗拒情緒，然後迎接再生的能量，也就是做好準備。正如星座太陽摩羯，寓意是一個創建很多文明很重要或很有結構性的一個重新開始的星座。來到冬至的自我觀照重點，就是意識到，如果重新開始，會是怎麼樣呢？

　　就像俗話說：「冬至靜，五穀豐」，冬至這一天如果天氣真的良好，接下來的穀物就會收成良好。轉換成心理概念，意即太陽的能量照射在冬至這一天時，能支持我們結束這些舊有的循環，然後再一次看見內在願意得到新的穀物與豐收，而要有新收穫就要有新的栽，這部分是冬至很重要的意圖。

　　這時候走膽經，要透過好的水分滋養整個木膽的部分。陽氣也是一個重點，所以我們可以用比較溫暖的精油或食材，讓自己的身

體，特別是生殖系統有暖和、重生與再生的能量。有意識與意圖自問，在我準備要讓所有的事物離開之時，那些自我否定的鬱悶是否也準備好，真的要清理它了？當我們真的覺得苦澀的時候，我們是沒有辦法創造所謂的文明與結構性的東西，我們只會用過去的固著、困苦的文化意識來影響我們的創造，因此我們需要新的意識，所以我們可以敲大腿外側的膽經，讓自己可以疏通這些能量。

這時候不能不提滿山越冷越開花的梅花，我們要像梅花一樣，讓自己越冷越開花。不知道小時候你們會不會斤斤計較，大人都會告訴我們說，吃一顆湯圓就會長一歲。有時候我覺得寧可吃一顆鹹湯圓只長一歲就好，感覺小湯圓好像會長很多歲的樣子。在《生活不用大》這本書中，有一個蠻美好的年終清理儀式，看看「過去」自己有哪些慣性的模式？都把時間花在哪？而「現在」有沒有什麼格言，現在我覺得我自己是誰？「未來」我想要專注在什麼樣子的事情上面？若想要總結所有的慾望和渴望的那句話會是什麼？一個美好的新生，也是個美好的冬至儀式。

小寒

The Slight Cold

節氣時令 23　小寒（1月5或6日）
[冷氣積久而寒]

小寒連大呂，歡鵲壘新巢。
拾食尋河曲，銜紫繞樹梢。—【唐代】元稹

節令作物小百科：

【北部作物】有萵苣、芹菜、胡椒、刈菜、朝鮮菜；【中
部作物】有馬鈴薯、大蔥、玉米；【南部作物】有關刀
豆、胡瓜、大蔥、玉米。

　　小寒屬於農曆十二月的節氣，十二月古稱「臘月」。小寒是冬天第五個節氣；此時北半球太陽光斜射最厲害的時侯，意味著開始進入一年中最寒冷的日子。氣候稍寒，太陽漸向北移，北半球的白晝逐漸增長。

　　《黃帝內經》中記載：「春夏養陽，秋冬養陰。」冬季萬物斂藏，養生應順應自然界的收藏之勢，滋補內臟。當以收斂、封藏為主，以保護人體陽氣，使其閉藏、內養而不被打擾，神氣不外露，以養精蓄銳。所以要保持心情舒暢，勿過喜過悲，心境平和。

　　農耕社會的腳步，總是緩慢而心帶著溫馴前進，台灣中北部地區農作物低溫寒害的機會不小。寒至極時，即為回暖之時，生物界開始萌動，大雁開始北歸；古諺有云：「小寒大寒，準備過年。」在凜冽的寒風中，農曆新年即將到來，遊子紛紛開始歸家，年味一日濃一日。

　　這個時候臘梅已經盛開，紅梅綻放，可以挑選有梅花可賞的風景地，靜靜觀賞，不僅心情舒爽更有一種煥然一新的感覺，讓人在冷冷冬天裡，心情愉悅。

習俗來由與意義

以前古人會在農曆十二月份舉辦祭祀的臘祭，臘祭剛好都在 12 月所以叫臘月。臘的古義是「接」，有新舊交接的涵意。古代周朝之後，「臘祭」的俗歷延續，從天子、諸侯到百姓，人人共襄盛舉。「臘祭」含意有三種，一是不要忘記本源，代表家族及自己，表示對祖先的懷念與感恩。二是表達感謝祭百神，感謝百神一年來為農民與農業所作出的幫助與貢獻。三是人們年終慰勞自己辛苦的一年，好好休息放鬆。

而小寒往往相伴臘八節。農曆十二月初八民間流傳有吃臘八粥的習俗，源於中國的祭祀活動，據說這一天是釋迦牟尼的成佛日，所以在這一天有吃臘八粥，還有醃製臘八蒜、吃臘八豆腐、吃臘八麵的習俗。而中國各地臘八粥的做法各有不同，所用的食材也五花八門。

臘八粥是用糯米（或黍米、小米、粳米、薏仁米等）、桂圓、荔枝乾、蓮子、紅棗、花生仁、瓜條、杏仁、松子、白果、栗子等。或只取八樣，或不限八樣，熬成甜粥，敬佛祭祖，並互相餽贈。另外人們在蓬萊米中添加各種穀物、果子，如紅豆、花生、核桃仁、桂圓、紅棗、蓮子、栗子、葡萄乾等，以微火燉煮，全家圍坐在桌前享用以歡慶豐收，同時也能透過吃熱粥來取暖禦寒。

其他小寒習俗，是家家戶戶煮菜飯吃，有的用青江菜與鹹豬肉、香腸丁或鴨肉丁，與糯米加生薑一起煮食，香氣撲人又可口，可以益氣、增強身體禦寒，還可以健脾暖胃。

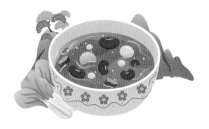

小寒，在台灣常出現哪些特別的諺語呢？

- 小寒大冷人馬安：冬至後，天氣應寒冷，人畜才不會災疫。
- 十二月雷，不免用豬槌：十二月打雷，次年有豬瘟，因豬死多，故不必用豬槌宰豬。
- 初一東風六畜災，若逢大雪旱年來：大雪在十二月初一，次年雨量稀少。

養生飲食

飲食與自我觀照

排便、飲食著重暖性食物

　　小寒走肝經，已經是一月了，我們去年七月時種下的蔥，一月時大收成，也代表聰明的意思，從去年的夏天走到來年的春天，我們的智慧是累積了？還是結痂的傷口增加了？這時候也是舊疾容易復發的時間點，要能養好整個身體的氣血才能調節它。這時候在氣

象統計學上常常是最寒冷的時候，常有西伯利亞的寒流南下。所以常會說夏補三伏（天），冬補三九就是指小寒，除保暖外，也要能吃點較暖性的食物來補小寒時的身體，因為「小寒大寒，無風自寒」，或「小寒大寒，人馬安」，就是這時候真的夠冷了，人畜才不會有災難或是疫惡。

　　小寒是落花生、洛神花、臘梅開始盛產的時節。田裏有油菜花和油菜，採收後的油麻菜籽，未來春耕時會把它再一次翻新、絞碎種到土裏，讓它變成肥料，變成土地施肥的養分。油菜花熱量低，營養價值高，其中鈣及維生素 A 含量比一般蔬菜高很多，纖維促進腸道蠕動、幫助排便，更是高鈣、高鉀的蔬菜，具有維持骨骼健康、降血壓的作用，吃起來有種蔥油香氣，又是當季盛產。這時草莓也是果實最大最好吃的時候；還有一些後期的黑豆跟南瓜也能溫暖小寒時的身心狀態。冬至過後開始一天比一天冷，陽氣也開始生成，所以這時必需注重我們身體背部的溫暖，只要背不冷，全身就不會冷。只要背溫暖起來，暖腎水就可以滋養我們的木肝。

自我觀照 ↓
情緒界線需要被看見

飲食與自我觀照

　　小寒時節，很重要的觀照提醒，就是那些包在我們肝臟的情緒或是悶住的氣，它會像紙包不住火一樣顯現，我們要有界限、有意識去參與我們周遭的人際關係。不然會有很多還沒處理好的部分，可能會在此時浮上來，特別是爆氣的部分，我們的潛意識、情緒裡還有壓在冬天最深的鬱悶情緒，隨著頻繁的人際接觸，未處理好的心情就很容易會互相投射。但這個世界沒有別人，在我們跟別人相處的時候，別人就會展現給我們看，那些我們還沒有整理好的部分。所以我們會說，以前人在講肝的時候會提到它是儲存業力的器官，業力到底是什麼，業力是指那些還沒回到光跟愛的自我位置，也就是我們尚未真正接納他們，理解它們的那些面向，或是我們把過多把主權交給別人，它們是很需要被做清理或釋放的。

　　讓肝休息，存下來的精力氣血就能存好、存滿，少熬夜，才能在接下來的春天，有意識的把我們所背負的情緒清理一下。敲敲胸口鎖骨下方的兩個點，較能釋放很多的恐懼、擔心、害怕，看著情緒來來去去而不介入太多，也不去跟外在的人事物爭辯太多，在小寒時節安放好自己的身心。

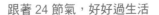

大寒

The Great Cold

節氣時令 24　大寒（1 月 20 或 21 日）
[一年中最冷的時候]

大寒已過臘來時，萬物那逃出入機。
木葉隨風無顧藉，溪流落石有依歸。－【宋代】曾豐

節令作物小百科：
【北部作物】有紅菜頭、菜瓜、匏仔、茼蒿、東菠菜；
【中部作物】有菠菜、菜瓜、小白菜、匏仔、紅菜頭、水
芋；【南部作物】有白芋、蓮藕、絲瓜、扁蒲、水芋、土
白菜。

　　「大寒不寒，春分不暖」，意味著冬去春始來的景象。古人此時忙著造脯，釀酒，積糞，貯蔓草，「最喜大寒無雨雪，太平冬盡賀春來」，為過冬過年做準備，臘月十六為一年最後的做牙，叫做尾牙。公司老闆發放紅包及賞賜，以表示感謝；相傳尾牙宴上，雞頭所向據說有續聘與否的含意。

　　除夕準備迎接新歲，「除舊迎新」在節氣上具有更迭的意義。在圍爐的大年夜聚餐之前，依例仍要先祭諸神及祖先、請其先享用，這是「辭年」，圍爐是一家團聚的時間，年夜飯吃得好，象徵家運興旺。長輩分發「壓歲錢」及「守歲」，一群人圍著爐火守歲，寓意深遠的年俗，也是一年最重要的團圓千里，喝一口暖暖的守歲湯，也讓自己全身都暖起來。

　　大寒是最後一個節氣，那大寒之後是什麼節氣呢？其實 24 節氣也是週期循環，所以大寒之後會回到第一個節氣，也就是立春、雨水、驚蟄、春分……循環下去。一年歲時的開始與結束，也許髮白了或者皺紋多了，智慧在心，也是世代相互疊出的精采，是別人帶不走的，但長存在你心和身體細胞裡的，是一種叫做光亮和愛的回憶。請為自己喝采。

習俗來由與意義

農曆十二月二十四日送神，舊說是恭送灶神及諸神昇天述職的日子，有「大寒迎年」說法，民俗家家戶戶都會準備迎接農曆新年，開始備年貨、醃臘肉和添新衣服，以及打掃家裡（掃塵）。

大寒，在台灣常出現哪些特別的諺語呢？

- 大寒不寒，人馬不安：一年中最冷時節為大寒，此時天寒地凍，害蟲或凍死或蟄伏，若大寒不寒，害蟲未死或未伏，則人畜必有災殃。

- 大寒不寒，春分不暖：大寒若不冷，則寒天向後移，翌年春分時節天氣仍會十分寒冷。

- 新年頭，舊年尾：一個是開始，一個是結束，在這兩個重點時間，人們必須特別謹言慎行。

- 大寒三白定豐年；大寒見三白、農人衣食足：三白意指下三場大雪。農家忌諱在大寒節氣天晴無雪。意指在大寒的時候，北方需要三次的大雪才足以能夠凍死、殺死蝗蟲，因為蝗蟲過境農作物都會欠收，所以夠冷蝗蟲才足以死掉，然後農作物就會豐收，反之，若不夠冷，蟲忙農作物就欠收。

- 小寒不寒寒大寒；小寒凍土，大寒凍河。

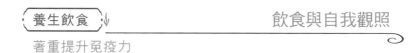

養生飲食　　　　　　　　　　飲食與自我觀照
著重提升免疫力

　　大寒是一年當中降水最少的時候，大寒的氣候特質是已經走到了盡頭，接著就是要迎接新的春天木能量的部分。所以也走到肝經，肝屬木的部分，所以我們說「大寒見三白，農人衣食足」，所以此時也是體內陽氣開始向外滋長的時候，大地已經開始有些春天的象徵。也是跟免疫力和代謝有關的重要時刻。

　　《黃帝內經》裏面提到肝是將軍之官，謀慮出焉，肝正如將軍一樣得反覆思考要怎麼出招，怎麼去做出兵打仗才會勝出，壓力難免大。所以這時候的壓力可能會反映在我們身體的肌肉、牙齒、牙齦這些部位，這些都是我們想要控制事情發展的部分。也因為冬天本來就會有很多沒有安全感的部分，雖然我盡可能不去提到農曆的部分。

　　我一直想努力澄清，節氣的概念其實跟太陽有主要的關係，跟國曆有關。但大寒的時候，通常差不多是過年左右，所以這時候會有很多的家人、家庭、家族之間的密集相處。而不同生活形態的家人相聚，要能相處久安不發怒是最好的狀態，這時候我們的氣就是要沉著跟穩定，才能保護腎氣。

　　這時候很適合找些大地植物，比如山藥，南瓜，地瓜、紅棗、桂圓、香菇這些東西來平補，以冬天的香菇一起燉湯，它就會是平補，不會讓你的身體燥熱。大寒已經很靠近春天了，所以我們補，

要慢慢的減少，開始使用一些乾性、平性的食物調和我們的脾胃。

如果這段時間你的脾胃變得很差，代表你可能身體太燥，需要平一點的東西來幫忙。此時早晚可以讓自己的手腳保暖；晚上也不要看太激烈的戲或節目，如果你每晚神經系統都一直被刺激會很辛苦，所以你要存你的氣，保持氣的穩定很重要。這時候十字花科的植物，青色的護肝植物就很適合，像是花椰菜、高麗菜、茼蒿、菠菜、紅白蘿蔔、結頭菜跟芥菜，這時候都很甜、很好吃，也有很多維生素可以幫助腸子代謝。

可以安安靜靜的賞櫻，賞梅。這時候山櫻花也就是緋紅櫻、山櫻桃、向日葵都剛好盛產。台北陽明山，也有好吃的草山柑，也差不多是在這個時候盛開，因為它有火山土壤的滋養，所以非常的香甜。這時候也會有銀柳非常漂亮、賞心悅目，過年特別有人會拿它來增加年節氣氛。

到了大寒，人們通常會開始除舊布新，開始醃菜，把去年沒有吃完的東西，剩下的東西都醃起來，菜進入冬天不好保存，而把它醃起來就可以吃很久。正同過去我們所學的東西，大寒時節也在教我們不要把過去所學的東西、情緒、技巧拿來直接使用，而且是精華的使用，這就是節氣要給我們的智慧。有一段話叫做冬不藏精，春必病溫，冬天如果沒有把精氣藏起來，春天它必然會讓你失去你的力氣，所以好好運用你過去的智慧精華。因此我不太建議冬天泡太多澡，你可以泡腳，不要泡全身，因為氣容易洩掉。這是我們秋氣冬藏的時候，秋天的力氣到冬天時，我們把它藏起來，不要讓它

洩這麼多，除了剛剛說的不要有這麼多的泡澡之外，也不要大量進補，因為大量進補反而會流失的更快，想想薑母鴨吃完會如何？會流汗，麻油雞吃完就是大量冒汗，這不是冬天要做的事，因為你在排掉的是你的氣，那是洩的能量，但這個時候適合的是平補，你要食用薑母鴨可以，但你不要放那麼多薑，可以只放一片薑就好了。

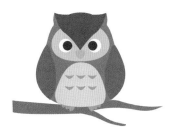

自我觀照 ↘　　　　　　　　　　　　飲食與自我觀照

感覺悲傷？當下即斷捨離機會

　　大寒時要專注在我們的情緒觀照、筋膜、肌肉上面。大寒這天好像是結束，但事實上也是開始，所以大寒是一個斷捨離的時節，先把穀倉的東西收好，那些不再適合、不再需要的工具，我們要能把它們扔掉，或整理維修一下。

　　如果像《黃帝內經》講的如將軍一樣去思考，要去調度安排包含年節前後左右的準備。這時候也是很多家族過去的腥風血雨的重疊，或是要見到某些人而壓縮自己空間的時候，所以是要努力練習不發怒的節氣點。包含真的快要有脾氣上來時，吸氣讓氣可以來到丹田和肚臍下方的丹田處，然後再吐氣吐盡，再吸吐來緩解。這時候好好控制怒氣就很好了，怒也很傷肝，傷肝就傷眼，而且這時候生悶氣也會比發脾氣要更傷肝、傷眼。所以觀照提醒，此節氣請讓自己好好生氣，尤其不生悶氣很重要。

　　並不是要求自己完全不生氣，而是去觀照這個情緒到底是什麼？是因為我們想控制的慾望，是我心中要演《甄嬛傳》或苦情劇的悲戚，開始在內心不斷上演劇碼，如：「只有我一個人這麼辛苦」、「全世界沒有人會等我啊」類似這種劇情，然後想要讓事情照著我們想要的方向發生，當我們非常用力的時候，這樣的用力或

是把氣吞回去，或用力憋住，或用力悲情時，其實非常傷害身體的免疫系統和代謝系統。

　　如果你有注意到，每年不論是怎樣的寒冬我們都還是過來了，所以沒有二元的好或不好，我們要怎樣陪伴自己度過這個年，陪伴自己支持自己，就是要站在自己的位置上，少一點太陽花系列的悲情橋段，也是很重要的生命腳本改寫；可以關心外在人事物但不跟他們共振，這是今年很重要的學習。

　　正如太陽水瓶座不落入潛意識宏觀的感謝與照看，用最溫柔、放慢的速度去感謝這些事情，從冬至過後，我們的行動都要能盡可能的緩慢，我們情緒盡可能不要起伏太大。特別在遇到讓你起伏的人，要能把這一年學習的靜心拿出來使用、放鬆，不管你在什麼樣的位置上，做得如何，總會有人來告訴你說，你做錯了、這樣不好，可是在這一年最冷的這一天，你必須讓這些情緒凍結，不是我們不跟他互動，而是穩穩地看著，不動聲色。這時候我們著重養肝的木元素，就像你要照顧一棵樹，需要有非常足夠的耐心，你需要有非常好的情感流動，可以好好生氣，對事不對人的去說出自己的感受，梳理自己的脾氣和情緒。因為你知道每棵樹都有每棵樹不同的成長方法。

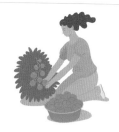

感謝

　　有這本書首要非常感謝我的家人。小時候我阿公總是對農民曆裏面的文字有很多有趣的詮釋跟分享;我爸爸是一個對氣候、天文、地理、歷史,有著濃郁興趣和獨特見解的人,從小我就耳濡目染在他分享、或帶我們去經驗台灣不同區域的豐富地理人文中;外公非常會講各種四字聯、七字訣、婚喪喜慶好話之類的相關文字,小時候出席各類場合,也會聽到大人闡述風情習俗。我也非常感謝媽媽,常常在我對於一些與節氣有關的台語諺語不太熟悉時,她邊覺得我的台語發音可愛,但仍帶我念、聆聽我的解釋猜測,或是聽看我説説寫書的方向,也聽聽我説的台語,告訴我可以怎麼樣説這句諺語?或要我下次去詢問我的外公,這些台語到底都怎麼發音,或者糾正我的發音,通常只要台語的發音對了,我就會突然又有些靈感可以往前一點。所以我非常感謝我的外公、外婆,以及阿公、阿爸和阿母、阿姨、舅舅們。

　　陰錯陽差、誤打誤撞的,原本編輯要邀請 Anadala 來書寫節氣,我也被邀請一起開會,雖然對節氣有熟悉,但一開始我其實蠻抗拒寫這本書,我是一個對自己要求或期待比較高的人,我認為只知道一些皮毛,即便從小有些耳濡目染,但並不代表在我心中真的

有這些知識，或是能盡善盡美表達。

2021 年大寒那一天，我開始帶節氣團體，我知道這份邀請也可能是給 9 年前大寒過世的父親的一份禮物，寫書應該能榮耀我那文學造詣好，上知天文下知地理的父親。答應後，仍懷疑自己真的可以出節氣書嗎？但既然答應了，好像真的得去做這件事情。我就開始整理，在整理資料的過程中好想把好多東西整合，於是我整理了所學的薩滿、五行、天干地支、靈性、塔羅、粗略學過的經絡、星座學習、傳統道教學習，都想把它結合起來，就畫了一個特別的圖，看著想著我要從哪裡著手呢？剛開始寫的時候有一些靈感，隨著我帶的團體課更發現有很多的結合。隨著每個月各一次，共 12 次的團體一步步的往前，我意識到團體只會帶到一半，但書可能就要出爐了，團體課緩不濟急，跟不上我要出書的內容。那時候我就決定要用我比較擅長說的方法去寫這本書。就這樣我邊做著忙碌的日常督導、帶課、諮商工作，一邊盡可能晚上抽時間書寫。

用這份心，我開始整理了好多資訊，也開始去連結外在生活的面向，我本來就常被稱為生活智慧王，很喜歡看著氣溫的變化、農事的變化，去找到生活當中需要支持自己的心理情緒部分。也最要感謝 Anadala，是她讓我相信我有潛力能寫書，他也會鼓勵我真的有能力可以寫出這本書。從來沒有想過第一本書完整的書是跟節氣

有關，雖然自己真的是個蠻喜歡研究農民曆上所有小細節、各種曆法，或是各種這世界有趣的循環變化的人。在這本書，我總在嘗試要把話説得長一點，不是簡寫，對我來説言簡意賅是人生的準則。

感謝身邊所有的門徒學生親朋好友，等待我回應指引卻因為我閉關忍住不跟我聯絡，感謝願意給我時間獨處、工作所相遇的每一個人，也感謝心的窩的室友、室貓們的陪伴與支持，幫忙生活中很多瑣事，我才能專心專注，更謝謝不敢吵我而偷偷把食物掛在我家門口投食餵食、生怕打擾我又想支持我的愛的行動。特別感謝我節氣團體的成員們，感謝我們一起走過的每個冬春夏秋。Anadala 不時鼓勵、鼓吹、微威脅提醒時間，以及諾大的信任也很重要，憑藉著這份信任讓我覺得我好像真的可以寫出一些東西。

再次非常感謝我的家人，讓我可以很放心的在我的生活當中去經驗很多的大小事。非常感謝我阿公是一個生活智慧王，他會把所有收回來的東西修理，透過他的巧手改造成有用的東西，這樣物盡其用的做法，也像是我把所學試圖整合成這本書。也很感恩未曾謀面的謝無愁中醫師，真心佩服她長年有很多節氣情緒提醒，看著她節氣的群組總提醒很多飲食、身心方面的提醒，後來還跟《時令日曆》合作在每一天的食物介紹上，我就是見一本買一本的支持自己。謝謝台灣這塊美好的土地，讓我可以很自由的去探索這塊土地

上所有的資源跟美好的所有面向。

　　感謝我自己的身體，在完成寫書的過程當中，它用各個面向的肌肉筋骨來支持我，讓我可以有健康的身體可以完成這本書，更感謝我的貴人「觸動身體實驗室」的專業支持，也謝謝我古靈精怪的腦袋，希望大家看得懂我古靈精怪腦袋寫出來的書。最後真的要非常感謝編輯的耐心等待。謝謝太陽的智慧帶來的節氣，國曆、國曆，是國曆，重要的說三次！

熱愛太陽的太陽神聖祭司 Ranra
獻給太陽與自然的愛

國家圖書館出版品預行編目資料

跟著24節氣好好過生活:台灣版的節氣生活指南:依循臺灣節
氣、換衣、吃食,配合環境的變化,調整自己的情緒與天地諧
和共存。/楊惠雯著. -- 初版. -- 臺中市 : 晨星出版有限公
司, 2023.03   面 ;   公分. -- (健康與飲食 ; 146)

ISBN 978-626-320-414-0 (平裝)
1.CST: 健康法 2.CST: 養生 3.CST: 健康飲食

411.1   112002956

健康與飲食 146

台灣版的節氣生活指南

跟著24節氣 好好過生活

依循台灣節氣、換衣、吃食,配合環境的變化,
調整自己的情緒與天諧和共存。

可至線上填回函！

作者	楊惠雯
主編	莊雅琦
編輯	吳珈綾
校對	吳珈綾、張雅棋
美術編輯	吳珈綾
網路編輯	黃嘉儀
封面設計	王大可
創辦人	陳銘民
發行所	晨星出版有限公司
	台中市407工業區30路1號
	TEL：04-23595820 FAX：04-23550581
	E-mail：service@morningstar.com.tw
	行政院新聞局局版台業字第2500號
法律顧問	陳思成律師
初版	西元2023年3月23日
再版	西元2023年5月10日（二刷）
讀者服務專線	TEL：02-23672044／04-23595819#212
讀者傳真專線	FAX：02-23635741／04-23595493
讀者專用信箱	service@morningstar.com.tw
網路書店	http://www.morningstar.com.tw
郵政劃撥	15060393（知己圖書股份有限公司）
印刷	上好印刷股份有限公司

定價 450 元

ISBN 978-626-320-414-0 (平裝)